ママが楽になるとアトピーが治る

著：夕部智廣（鍼灸師・保育士）
監修：佐藤美津子（小児科医）

サンルクス

はじめに

私は年間のべ5000人ほどの子どもたちに『刺さない小児はり』を施術している鍼灸師です。その施術の中で、年々増えてきているママたちのお困り事のひとつが子どものアトピー性皮膚炎だと感じています。そして、子どものアトピー治療において多くのママたちがステロイド外用薬との付き合い方に悩んでいることも理解しています。

私は、鍼灸師で医薬品の登録販売者です。東洋医学や一般用医薬品の知識はありますが、医師ではないので診断や投薬指示はできません。ですので、この本ではステロイド外用薬を使うことが正しいか正しくないのかの議論はしませんし、子どものアトピーに対しての画期的な新しい治療方法をご紹介することもしません。経験上、脱ステロイドをした子どものアトピーが治癒したケースをたくさん知っていますが、脱ステロイド療法だけが正解であるとも考えていません。

私は、ステロイド外用薬を使うか使わないかは、医師の指導の下であるならば、ママが自由に選択してもよいと思っているからです。しかし、ステロイド療法と比較すると、脱ステロイド療法の情報量が少ないのも事実です。そのため、脱ステロイド療法を子どものアトピー治療の選択肢のひとつとして認知してもらうために、この本では、脱ステロイド療法についての情報を多く記載しています。

アトピー性皮膚炎の原因については世界中で様々な研究が行われています。しかし、現時点で原因を明確に提示できる人間は世の中にまだひとりもいません。いずれ、アトピー性皮膚炎の全容が解明され、明確な治療法が確立される日がやってくるかもしれません。しかし、今の段階で、医療者や研究者ではないママたちが原因不明の病気の原因や治療法を探し続けることは、かえって子どもアトピーの改善を遅らせることに繋がりかねません。この本で、私がお伝えしようと思うのは原因探しや治療法探しではなく、多くの子どもアトピー治療の経験や体験から得られた『アトピーが自然に改善していくための方法』です。

その方法には重要な三つの柱があります。

「アトピーの症状と距離を取る」
「自己流は危険　病院へ行く」
「『刺さない小児はり』を取り入れる」

この三つの柱を使うことで、子どものアトピーに対するママのストレスが減り、安全に経過観察できるようになり、結果的にアトピーの症状の改善が早まります。

アトピー性皮膚炎に限りませんが、慢性症状のある病気がその症状にフォーカスしているうちは治り難いことは、鍼灸師や東洋医学の医療者にとっては当たり前の事実です。不思議に思われるかもしれませんが、実のところ、子どものアトピーは原因や治療法を探さない方が改善は早まるのです。特に子どものアトピーは、湿疹や赤みなどの見た目の問題や血が出るまで掻き続ける痒みの問題などから、ママたちは子どもの辛さを心配し過ぎて、どんどんアトピーの症状そのものにフォーカスしてしまいます。どうしたら子どものアトピー治療中に「症状との距離感を適切に保つ」ことができるのか、この本では誰にでもできる有効な方法をお伝えしていきます。

『刺さない小児はり』を通じて、多くのアトピーの子どもたちと関わっていく中で、改善しやすい子どもや停滞期の長い子どもが持つ特徴や共通点が見えてくるようになりました。そして、子どもだけでなく、保護者であるママたちにも共通点があることに気づきました。改善しやすい子どものママたちには子育て法に客観的視点や柔軟性があり、仕事や趣味など自分自身のやりたいことを実践している方が多く、一方、停滞期の長くなる子どものママたちは子育て法が主観的で強いこだわりがあり、日々の生活の中で自分自身を後回しにして頑張り過ぎてしまう方が多いのです。

『ママが楽になると子どものアトピーが治る』というこの本のタイトルどおり、あまりこだわり過ぎず、必要に応じた柔軟な目線を持つことができるようになれば、子どものアトピーの症状に対しても距離を置くことができ、さらに、自分自身の人生を大切にすることができるようになります。ママがそうなることで子どものアトピーが早く改善するのです。

この本に書かれている内容は、誰にでもできる方法と書きましたが、子どものアトピーや自分の人生と真正面から向き合うことは、人によっては容易なことではないかもしれません。しかし、あなたらしい人生や生活を送るために、時には覚悟を持って取り組む必要があることも、この場でお伝えしておきます。

最後に、重要なことですが、「私には関係ない」「私には当てはまらない」と目を通すよりも、「どこが私に当てはまるだろう」「この情報のどの部分が使えるかな?」とアンテナを張りながらお読みいただけると、より多くのヒントが得られると思います。

二〇一九年四月　　夕部智廣

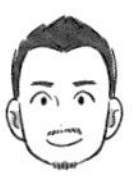

第1章 アトピーと距離を取る

第2章 自己流は危険　病院へ行く……39

第1章

アトピーと距離を取る

子どものアトピーを早期に手放すかどうかはママが選べます。そのためには、アトピーとの距離感が大切です。症状ばかり気にしているうちは、肌はなかなか改善しません。

1 アトピーは子ども自身が治すもの

自然治癒力という言葉は頻繁に耳にされていると思います。ところが、自然治癒力という言葉は知っているのに、わが子のことになると、それを忘れてしまう方もいらっしゃいます。

子どもアトピーを、私（ママ）が治そう、薬で治そう、小児はりで治そう、温泉で治そう、健康食品で治そう、保湿で治そう、水で治そう、おまじないで治そう、〇〇で治そう……。ママの頑張りや外部の何らかの力で、子どもアトピーを治そうとしていませんか？　上記に羅列したものは、子どもアトピーを治すものではなく、治る力をサポートするものに過ぎません。

大前提として、『アトピーは子ども自身が治すもの』です。**周囲の大人が子ど**

もの治す力を信じられずに過剰にあれこれ手を加えすぎて、逆に子どものアトピー改善を遅らせているように感じることも少なくありません。もっと子どもの治す力を信じてあげてほしいのです。周りの大人が信じてあげて、自分の力でアトピーを治した子どもたちは、たとえ赤ちゃんでも、自分自身の持っている力を信じるようになります。自信を実感するようになります。

そして、ママにお願いがあります。子どものアトピーが改善したとき、「この治療法が効いた！」「この健康食品は素晴らしい！」「やはりこの薬しかない！」と喜ぶのはよいのですが、そのアトピーは子ども自身が治したアトピーです。その子と、その子の治る力を信じて適切な距離で関わることができた、子どもとママのお手柄なのです。

だから、子どものアトピーが改善した際には、医師や鍼灸師、健康食品の販売者などを褒め称える必要はありません。アトピーを治した子どもとアトピーと距離が取れたあなた自身を存分に褒めてあげてほしいのです。

- アトピーを治すのは誰（何）だと考えていますか？
- そう考えるようになったのは、どうしてですか？

2 肌ではなく子どもの表情を見る

朝、目が覚めて、あなたはまず何を見ますか？　子どものアトピー症状と距離が近くなっているママの多くは、朝起きて一番に子どもの肌を見るそうです。「今日の肌の調子はどうだろう？」「昨日の夜は寝ながら掻いていなかったかな？」「ガーン！　昨日よりジュクジュクが広がっている！」

毎朝、子どもの肌チェックから一日が始まります。そして一日中の子どもと関わる時間の多くで肌チェックは行われます。一日のほとんどを肌しか見ていないママも少なくありません。私（ゆうべ）とあるママとの会話の内容です。

ゆうべ「お子さんは、昨日はどんな表情をしていました？」

ママ「ずっと掻いて血が出て辛そうでした」
ゆうべ「ずっと掻いていたのですね。で、表情は?」
ママ「掻きながら泣いていました」
ゆうべ「掻きながら泣いていたのですね。一日中?」
ママ「一日中ではありませんが…」
ゆうべ「一日中掻いて泣いていたのではないのなら、他にどんな表情をしていましたか?」
ママ「……よく覚えていません」

ママと私がこのようなやり取りをしている隣で、あるいはママに抱っこされながら、子どもや赤ちゃんのほとんどはニコニコご機嫌でいることが多いのです。
アトピーの肌にフォーカスしすぎるあまりに、掻いている肌、ジュクジュクの肌、血が出ている肌、赤い肌、湿疹のある肌ばかり見て、ニコニコ楽しい表情や穏やかで幸せそうな表情を見落としています。その子の人生において、今この瞬間はたった一度しかない成長のタイミングです。毎日、泣いたり、笑ったり、怒ったり、ぐずったり、喜んだり、すねたり、眠そうにしたり、穏やかになったり、いろいろな表情を見せてくれる幼少期です。**アトピーの肌ばかり見ていて後悔しませんか?**

アトピーの肌ばかりではなく、子どものいろいろな表情を見て毎日を過ごしていただければ、ママの気持ちにも余裕ができて、症状と適度な距離が保てるようになります。

- お子さんの何（どこ）を見たいのですか？
- 今、そばにいるお子さんは、どのような表情ですか？

3 誰かに子どもを任せて、子どもと離れる時間を作る

子どものアトピーと距離を取る必要性は理解できても、実際の距離の取り方がわからないとおっしゃるママもいます。距離には、「気にしない」というような精神的な距離感もありますが、ここでは『実際に離れる』物理的な距離感の話です。

24時間ずっと一緒にいて、どうしても肌を見てしまうのなら、『毎日1時間以上は子どもを誰かに預けるルール』をご自分に課して、環境を変えましょう。「預け先がない」との理由が出てくる方もいらっしゃいますが、できない理由探しよりもまずは、『工夫』してみましょう。パパでもいいし、おじいちゃんおばあちゃんでもいいし、ママ友にお願いするのでも良いのです。預かってもらっているう

ちは、子どものことやアトピーのことは忘れて、自分がやりたいことに集中しましょう。

ママと離れるとき、お子さんは大声で泣き、大暴れするかもしれません。または、平気な顔でママを見送ってくれるかもしれません。でも、どちらでも大丈夫です。どちらも子どもの自然な反応です。子どもと少しの時間離れることに罪悪感を抱く必要はありません。子どもにとっては、ママと少しの時間離れる『体験』になっているだけです。もし、それが初めてのチャレンジなら、安全地帯のママと離れることは、子どもにとっては大冒険です。

ママと離れる時間は、子どもの新しい対人面の成長を促します。それは、他人との距離感の取り方を育みます。他人への頼り方を学びます。そんな経験を積んでいくと、環境の変化に柔軟に対応できる子になります。

離れることで子どもの愛着面への影響が心配ですか？　大丈夫です。再会してからいっぱい可愛がってあげれば良いだけです。

預け先に迷惑をかけるのが心配ですか？　子どもの迷惑はお互い様です。子どもは迷惑をかける存在です。私たち大人も、みんな子どもの頃はありました。子どもの頃には、たくさん迷惑をかけてきたはずです。

ごく稀に、自分が子どもの頃のことを忘れてしまって、お互い様の気持ちが少なくなっている方もいますが、そういった方はほんの一部です。子どもの迷惑はお互い様だと考えてくれている方は、けっして少なくはないのです。それでもどうしても子どもの迷惑が心配なら、一時保育を利用するなど保育のプロに頼むことをおすすめします。

頼みやすいのならば、パパに頼むのも良いです。実は、多くのパパの家庭内での最も強い関心事は、ママのご機嫌、ママの顔色です。「子どもを見てくれていたら、私がご機嫌になるよ」とパパに交渉してみましょう。『育児をすることで得られるパパのメリット』を伝えてみましょう。「子どものために」や、「父親なのだから」と価値観や義務感で交渉するよりも、前向きに引き受けてくれやすくなります。

頼る所がどうしても見つからないとおっしゃる方、それでも、何とか探してみましょう。区役所や市役所などにも相談に行ってみましょう。地域の子育て支援センターなどで聞いてみましょう。人付き合いが苦手だったり、億劫だったりで、お願いする行為そのものが嫌かもしれません。しかし、少し勇気を出して、子どもを預かってもらえるように行動してみましょう。

今まで24時間一緒にいた子どもと、少し離れてママがリフレッシュした状態で再会すると、今まで以上に子どもが愛おしく感じられるようになるかもしれません。24時間一緒にいてアトピーの肌ばかり見て、ママがストレスフルで疲れきった状態でいるよりも、リフレッシュしてさらに子どもが愛おしい状態でいるほうが、お互いにとって有益な時間を過ごせると思いませんか？


❣ひとりの時間に、あなたは何をやりたいですか？

❣リフレッシュすると、どんな変化がありそうですか？

4 日中は無理に泣きやませないで発散させる

当院では、『年齢プラス1時間』を、毎日の発散目安時間としてお伝えしています。例えば、生後6か月の子は『年齢0歳プラス1時間』で、1時間は自由に手足をじたばたしたり、自由に泣いたりを発散時間として確保してもらいます。

3歳の子は、『年齢3歳プラス1時間』で、トータル4時間は走り回ったり、泣いたり、感情を表に出したりといった発散時間を確保してもらいます。この発散時間は、連続する時間でなく、合計時間でも構いません。発散時間中は、危険行為以外、大人からは子どもに積極的に介入しない時間だと思ってください。

手も口もできるだけ出さない。子どもに構わない。こちらからは介入しない。子どもの安全と成長と表情を「見守る」だけの時間です。**日中に泣くなどして発**

散できると、子どものストレスが軽減します。ストレスの発散はアトピー改善に良い影響があるのはもちろん、夜の睡眠の質も向上し、夜泣きも減ります。結果としてママが楽になります。

『赤ちゃんや子どもは泣く生き物』と言葉上では知っていても、日中に泣かされていない赤ちゃんは意外に多いようにも思います。少しでもグズると、用事の手を止めてすぐに抱っこをして泣きやませようとされる方もいらっしゃいます。理由を聞くと「泣いているのがかわいそう」、「愛着面に問題が出ないか心配」、「近所に迷惑」といった理由から、用事の手を止めてでも抱っこして泣きやませたくなるそうです。

もしかするとどこかで、泣くのはいけないこと、ダメなことだと思っていませんか？　先にも書いたように、赤ちゃんや子どもは泣くものです。泣くことは、本来はただの不快を発散する運動行為です。そこに「かわいそう」と大人の主観をはめ込む必要性はありません。例えば、大人のあなたも赤ちゃんや子どもと同じように好きなタイミングで、いつでも泣きわめいてもよい環境だとします。

誰に遠慮することもなく、誰に迷惑もかからない環境で、思うままにいつでも大声で泣き、大声でわめいて、走り回れたらいかがでしょうか？

あなたは、その環境にあって、大声で泣いて「私はかわいそう」と思いますか？

大声でわめいて「私は愛されていない」と思いますか？

この質問をさせていただくと、ほぼ全員のママから「スッキリしそう」、「羨ましい」、「大人の今こそやってみたい」といった肯定的なお答えをいただきます。

赤ちゃんや子どもは、我慢を極端に嫌います。何かのストレスなどから滞りや不快が発生すると、我慢せずに、すぐにその場で発散しようとします。赤ちゃんや子どもは、大声で泣いてわめける、自由に発散させてもらえる環境にいるということです。スッキリ発散させる環境を提供してくれて、ママや周りの大人に「ありがとう」ということなのです。

加えて、赤ちゃんの頃に良い声でお腹からしっかり泣けると、呼吸器系が強くなります。呼吸器系が強くなると風邪をひいても回復の早い子になります。時々、泣くとむせてすぐに吐いてしまうお子さんもいらっしゃいます。周りの大人は、吐かれるのを恐れて、少しでもグズると泣かさないようにビクビクしてしまいます。泣くとむせてすぐに吐いてしまうお子さんの多くは、胃に熱やガスが詰まっていて逆流しやすい状態になっています。そんな子は食べムラのあるケースもよく見られます。

そのような状態の子は、刺さない小児はりで施術させていただくと、泣いてむせて吐くことは改善してきます。胃の詰まりによる食べムラも改善します。良い声でしっかり泣ける体作りや環境作りは、子どもの健やかな成長にとても大切です。

お子さんが泣いているのを見ると、あなたはどんな気持ちになりますか？

5 ママと子どものアトピーは、切り離して考える

ママのアトピーと子どものアトピーは別物です。日本皮膚科学会の定めるガイドライン上は、家族歴もアトピー診断の参考材料になっています。科学的に考えると家族歴もアトピーの一因ではあるのかもしれません。

しかし、アトピーは、患者それぞれの症状の発生や改善過程などに共通性が少ないのが特徴です。**親がアトピーでも子どもがアトピーにならないケースも多数存在するし、親がアトピーでなくとも子どもがアトピーになるケースも多数存在します**。本当に共通性が少ないのです。

親子ともアトピーでも、その発生や改善していく様子が親子揃って同じ経過をたどるケースは稀な印象です。なので、親に効果的だった治療方法が子どもに合

うとは限りません。

だから、ママにアトピーの既往歴があって、子どもがアトピーになったとしても、そのことでママが責任を感じる必要はありません。ママのアトピーと子どものアトピーは全くの別物だからです。

アトピーは原因不明で患者それぞれに合う治療方法は千差万別ですが、『症状と距離を取ること』は改善への大切な要素です。「アトピー体質の私の責任かもしれない」とクヨクヨしながら、子どものアトピー症状に対して、ママがいつまでも罪悪感に縛られているよりも、症状と適切な距離を取れるように気持ちを切り替えましょう。

そうすることで結果的にママが楽になり、子どもの肌の状態の早期改善に繋がります。

子どものアトピーはママのせいだと思いたいですか？

6 仕事や趣味に取り組む

ママが子どものアトピーに対して悩むと多くのエネルギーや時間を費やします。見方を変えると『悩み続けることが可能なエネルギーや時間を持っている』と考えることもできます。

もし、ママにとって、子どものアトピー以上に優先順位の高いものがあるとすると、当然、エネルギーや時間はそちらに割かれます。ですから、仕事や趣味などに真剣に取り組むと、アトピーで悩むことよりも優先順位の高いものが見つかるかもしれません。

子どもがアトピーだという理由で、仕事や趣味に時間を割くことに罪悪感を覚えるママもいますが、仕事や趣味に優先的に取り組むことで、子どものアトピーに対しての距離が生まれます。

ですから、もし、**やりたい仕事や趣味があるとしたら、子どものアトピーを理由に断念する必要はない**と考えます。むしろ、仕事や趣味に積極的に取り組む時間を確保することで、必然的に子どものアトピーに悩む時間やエネルギーを減らすことができます。

結果として、子どものアトピーと距離が取れるようになり、肌の状態も改善するのです。

❣やってみたいこと、挑戦したいことは何ですか？
❣それに取り組むために、今すぐにできることは何ですか？

7 しんどいなら、まずはママから楽になる

ママの心と体が疲れていると、子どものアトピーとうまく距離を取ることが難しくなります。心と体に余裕があると距離が取りやすくなります。子どものアトピーを治すために、頑張りすぎて自分を犠牲にしなくてもよいのです。自分の体調を優先してもよいのです。

子どものアトピーのサポートに、刺さない小児はりを利用するなら、そこは鍼灸院だと思います。鍼灸院なのでママの体のケアもできます。小児はりをしている鍼灸師の方々は、基本的に大人治療の腕も良い方が多いのです。

鍼灸師は鍼をしたりお灸をしたりするために、皮膚を触診するなどの方法で施術箇所を判断します。それを「皮膚を読む」と言います。小児はりを施術する鍼

灸師は、ジッとしてくれず、しかも繊細で読みにくい子どもの皮膚を瞬時に読んで、適切な施術を行う訓練を積んでいます。つまり、小児はりをしている鍼灸師は皮膚を読む能力に長けているのです。

子どもへの施術は、大人への施術よりも高度な技術が必要で難しい面が多いのです。小児はりができる鍼灸院へ行けることは、大人の方にとっても、ある意味ではラッキーと言えるかもしれません。子どもが小児はりをするついでに、その鍼灸院でママも鍼灸施術を受けることは、かなりおすすめです。鍼灸施術を受けて、心身をどんどん楽にしてください。

どうしても鍼灸に抵抗があるならば、マッサージでも、整体でも、エステでも、ヨガでも、体操でも、スポーツジムでも、温泉でも、何でも構いません。いつも頑張っている、ママ自身の心身を労わるようにしてください。**体が楽になると、気持ちにも余裕ができて、子どものアトピー症状にも振り回されにくくなってきます。**ママの心身はもっと楽になってもいいのです。

- 心と体が疲れていることに気づいていますか？
- 心と体を楽にするために、何をしたいですか？

8 足し算よりも引き算

何かをやる（足す、増やす、加える）という発想よりも、何かをやめる（引く、減らす、手放す）という逆の発想に変えて取り組むと、アトピーの症状が改善しやすくなる傾向があります。

子どものアトピー治療においては、症状との距離感が大切なことをお伝えしてきました。つまり、何かをやろうとする、足そうとする、増やそうとする、加えようとすると、かえって症状との距離が縮まりやすいのです。

反対に、何かをやめようとする、引こうとする、減らそうとする、手放そうとすると症状との距離は広がりやすいのです。

加えることよりも、手放すことは、少し勇気が必要なケースもあります。しかし、何かを加えたい気持ちをこらえて、何かを手放してみると、結果的にママの負担が減り、気持ちも楽になり、子どものアトピー症状が好転していきます。

アトピーのために頑張っている何かを手放してみませんか？

9 症状と距離を取る理想形

子どものアトピー症状と距離を取るために、肌ではなく表情を観察する。誰かに子どもを預けて物理的に距離を取る。仕事や趣味を始める。足し算より引き算で考えるなどの方法をお伝えしてきました。頭では理解できていても、興味や関心が子どものアトピーにあるうちは、症状と距離の取り方に苦労するものです。しかし、もっと効果的に距離を取れる方法があります。それは、ママ自身が自分の人生に興味を持つことです。あなたの興味関心を向ける対象を子どものアトピーではなく、自分自身の人生にしてもよいのです。

ママが『今までやりたかったのに、やり残してきたこと』、『新たに挑戦していきたいこと』、そういったご自身の夢に対して、誰に遠慮することなく行動できると、子どものアトピーに悩む時間は大きく減ります。

まずは、ご自身の夢を具体的にイメージするところから始めてみましょう。多くのママが子どものアトピー治療を優先し、自分の夢を封印してしまっています。そのため夢を思い出せなくなり、夢を思い描けなくなってしまっています。

もう一度、あなた自身の人生の夢を見つめ直してみましょう。そして、夢をイメージできたら、それを実現するための具体的なプランを練ってみましょう。子どものアトピーに悩む時間がもったいないくらいに、ワクワク楽しい時間になります。

ワクワク楽しむことに罪悪感を感じ、遠慮する必要はないのです。**自身の夢を具体的にイメージできて、少しでも行動に移せたママの子どもは、アトピーの改善が早くなる**傾向があります。

ママの興味関心が子どものアトピーのままでも、子どもが自分の力でアトピーを治すことは、しばしばあります。しかし、ママと子どものアトピーとの距離が取れていない状態で治ってしまうと、今までママがアトピーに費やしていたエネルギーや時間が急にポッカリと空白になってしまいます。脳は空白を嫌います。必ず、その空白に新しい何かを入れたくなります。

何を入れればよいのでしょうか？
『今までと違う悩み』を新たに入れるのでしょうか？
『夢や、やりたいこと』を新たに入れるのでしょうか？

ママの人生の夢を具体的にして、子どものアトピーが治った状態を受け入れる準備ができていると、アトピーが治ったときポッカリと空いた空白に、新しい夢やこれからやりたいことを入れることができます。不思議に思われるかもしれませんが、このような理想的なアトピーとの距離の取り方ができていると、ママも子どもも比較的負担なく順調な経過をたどっていくケースがほとんどなのです。

- 悩みが解決したとき、その空白に何を入れたいですか？
- 子どもにアトピーがあってもなくても、どんな子育てがしたいですか？

第2章

自己流は危険
病院へ行く

子どものアトピーを含め、疾病には何らかのリスクが伴います。脱ステロイドをする場合では、脱ステロイド医師、もしくは脱ステロイドを許容してくれる医師と、必ず繋がっておいてください。

1 子どものアトピーのリスクを知る

子どものアトピー治療では、『ママが治そうとしない』ことが非常に重要です。ママが治そうとして自己流に陥り、医療機関を遠ざけている方は少なくありません。しかし、子どもはアトピー以外でも病気を発症する可能性が高く、またケガもしやすいので、医療機関を遠ざけることは子どもにとって、リスクでしかありません。

私が子どものアトピーにおいて医師の存在を強く必要だと感じるのは、**特に低栄養（低タンパク）と感染症のリスクが懸念される**ケースです。

低栄養のケースでは、ママが食に対して強いこだわりを持っていたり、食物アレルギーを過剰に恐れるあまり、子どもに特定の食品ばかりを摂取させることで、成長や肌の入れ替わりに必要な栄養素やタンパク質の量が不足してしまう場合が考えられます。アトピーの改善が遅れることはもちろんですが、浸出液増大時などはタンパク質が大量に体から失われるので、成長阻害や生命維持の危機などから入院措置が必要になるケースもあります。

そして、もうひとつが感染症のケースです。浸出液増大時や掻き壊している時期には皮膚のバリア機能が低下しており、加えて、寝られない・食べられない・掻く手を抑えられるなどのストレス増大、ステロイドやプロトピックなどによる免疫低下作用など様々な理由も加わり、とびひやヘルペス、カポジ水痘様発疹症などが発症しやすくなります。これらの感染症に対して経過観察を行うだけでは、感染の患部を広げてしまい、他の子どもに感染させてしまう危険性も考えられます。いつもと違う様子が見られたり、見たことのない湿疹が出現したら、医師の診断と処置が絶対に必要です。

ふだんから医師と関係を繋いでおければ、気になる点や疑問に対して質問して、医学的な見解を聴くことができます。子どものアトピーの**リスクを回避するうえで、医師ほど頼れる存在はありません**。そして、頼れる相手がいるだけでも、ママはアトピーの症状と距離を取りやすくなります。

❣ 病院は治すところというよりも、リスクを回避するところです

❣ あなたのやりたい治療法の提案を許容してくれる医師とは、どうすれば出会えると思いますか？

2 SNS経由でアドバイスをくれる方は素人です

処方箋のお薬について意見が知りたいなら、医師の意見を聴きましょう。

SNSや鍼灸院で、処方箋薬についての使用の是非を聴かれるママもいらっしゃいます。私たち鍼灸師もそうですが、SNSの先にいるアドバイスをくれる方のほとんどは医師ではない人々です。**医師以外は、投薬指示はできない**のです。

子どもの肌の写真をSNSでアップして、次のようなママ同士のやり取りを見かけます。

ママA「あーこれは、『とびひ』ですね。うちの子も同じような状態になりました」

ママB「やっぱりそうですか。わかって安心しました。様子見ていて大丈夫ですか？」

ママA「私のときは、薬も使わずに治しましたよ。何もしなくてもいいと思います」

ママB「私もそうしてみます。アドバイスありがとうございました」

その肌の写真が、ママAの見立てのとおりに、『とびひ』で正解だったかは重要ではありません。医師と関わっていないと、もし症状が悪化した場合の正しいフォローを受けることが困難になります。**診断は医師にしかできません**。診断をする以上、医師はその診断に責任を負っています。

ママ同士の個人的な日常会話の延長のやり取りだとしても、その症状が何なのかを本当に知りたいのならば、必ず病院へ行って医師に診断をもらいましょう。

- 投薬指示や診断は医師にしかできません
- 医学的な診断が知りたいのなら、病院へ行きましょう
- 薬をやめたい（変えたい）相談は必ず医師にしましょう

3 リスク回避のために病院を利用する

子どものアトピーを医師に『治してもらおう』としすぎると、病院や医師に対する期待が高まりすぎます。子どものアトピーは比較的長期間の時間がかかることもあり、症状も一進一退の経過をたどるケースも多いため、医師とママとのコミュニケーション不足があれば、両者の認識にズレが生まれて、「本当にここで治してもらえるのだろうか？」「今の治療方法が正しいのだろうか？」とママは不安になり、次第に病院へ行くことに対しての抵抗感が生まれます。**不安を抱えたままの治療は多くの場合、うまくいきません。**

病院の医師に『治してもらう』と考えるから、治療に対して思うような変化が得られない場合に、不安を感じて医師に対しての不満が生まれます。本来、アトピーは『子ども自身が治すもの』です。ただ、子どものアトピーには、『低栄養』や『感染症』、『ステロイドの副作用』、脱ステロイドをする場合には『ステロイド離脱症候群』などのリスクがついてくるケースも少なくありません。子どものアトピーにおいて病院の最たる役割は、そういったリスクから子どもを守る、『リスク回避』だと認識すると、病院に対しての必要性が高まり、医師と付き合いやすくなる方は多いです。

- 病院の最たる役割は『命を守ること』だと認識する
- アトピーを治すのは子ども自身

4 ママと医師の着地点のズレ

当院での聞き取りでは、多くのママは「子どものアトピーが治った」と言える治療の着地点を、『薬(ステロイド)を手放せて、自力で肌がきれいになったとき』と表現される方が多いです。一方で医師はと言うと、医師によって治療の着地点は様々でしょうが、一部には、『ステロイドでアトピーが日常生活に支障が出ていない状態にコントロールできていること』を、治療の着地点としている医師もいるようです。ここの認識には大きなズレがあるように私は感じています。

ママは、自分の明確な着地点を医師に伝えましょう。ステロイドを手放したいのなら、「いつまでステロイドを使うのか」聞いてみましょう。そこで初めて、医師も「このお母さんはステロイドをやめたいのだ」と気づくことができる場合があります。

医師はよかれと思って、ステロイドを処方しています。ステロイドでコントロールができているうちは、ママが治療に満足しているものだと考える医師は少なくないようです。ママが、その選択に満足しているのなら、そのままでよいと思うのですが、もし不安や不満や疑問があるのなら、素直に医師に聞いてみましょう。

「いつまでステロイドを使ったらいいですか？」
「いつステロイドをやめることができますか？」

ママが**黙ったままでいると、医師はその治療に満足していると認識してしまうかもしれません**。正直に聴くことで医師の認識が変わることもあります。あなた自身が納得するために、勇気を出して具体的な治療計画を医師と話し合ってみましょう。

❣子どもがアトピーであることの何に困っているのでしょうか？
❣あなたが治療法に満足するために、何ができそうでしょうか？

5 自己判断での脱ステロイドはやめましょう

脱ステロイドで経過を見ていく際に、最もママを悩まして不安にさせることがステロイド離脱症候群、つまり「リバウンド」という現象です。このリバウンドは、現れ方や程度が人によって様々で、あまり出ない人もいれば、かなり強く出る人もいます。すぐに治まる人もいれば、長引く人もいます。

リバウンドは様々なので、自己流で脱ステロイドを行うと、不測の事態に対応できなくなることもあります。脱ステロイドを行うにあたっては、医師の管理の下、安全に行ってください。ステロイド離脱症候群が寛解してきたと思ったら、また再びアトピーが出現することも少なくありません。

この期間に、**ひとりで取り組むのはママのメンタル的にもかなり大変**です。この期間を乗り越えるためには、経験のある脱ステ医や鍼灸師、あとぴっこ家族会（172ページ参照）の方々など、ママの不安や恐れを受け止めてくれる支援者に話を聴いてもらってください。**そんな支援者に話をするだけでも、不安や恐れが軽減して、冷静になる**ことができます。

- 気持ちを支えてくれる人に会うための工夫をしましょう
- まず、誰に会いに行きますか？

6 使いたい？ 使いたくない？ 治療法の希望を伝える

ママが、お薬（ステロイド外用薬）を使いたいのか？ 使いたくないのか？ そこを明確にしましょう。皮膚科学会のガイドラインに沿った治療法。その方法に満足しているのか、不満があるのかをママ自身が考える必要があります。

不満があるものに対して、新たな選択肢を探すことや、提案してもらうことは重要です。

不満を抱いたままの治療法はなかなかうまくいきません。ママ自身がお薬を使いたい、使いたくない。その理由や根拠を、ママ目線で明確にしたうえで医師に伝え、少しでも満足のいく治療法を医師と共に模索していくことは重要です。

- ステロイドを使いたいですか？ 使いたくないですか？
- その答えとなる具体的な理由や根拠は何ですか？

7 脱ステロイド医師の話を直接会って聞く

脱ステロイドや非ステロイドを自己流でするのはやめてください。自己流の脱ステロイドは、時に子どもを命の危険に晒してしまいます。近くに標準治療医師しかいない場合には、主治医に、脱ステロイドや非ステロイド治療を許容してもらえるよう依頼しましょう。なぜなら、子どもは何かしらの病気になることは当たり前なので、いろいろな病気に即座に対応できるように、近くに主治医がいることが必要だからです。

そして、その主治医とは別に、脱ステロイド医師には直接会って話を聞いておくこともしてください。多少遠方でも、なるべく早いタイミングで、必ず直接話を聞きに行ってください。当たり前ですが、脱ステロイドは、標準治療とは、治療方法の方向性がかなり違います。

脱ステロイドは、ステロイドを塗らなければいい、という単純なものではありません。

脱ステロイド医師から、その子の状態に応じて、やってほしいこと、やめてほしいことなど、脱ステロイドで改善していくための正しい治療方法を指示してもらう必要があります。そうしないと、改善が遅れるだけでなく、子どもを危険に晒してしまうこともあるからです。

私がお世話になっている脱ステロイド医師を、左記にご紹介させていただきます。

●関西

『佐藤小児科』佐藤美津子先生（大阪府堺市）

『阪南中央病院』佐藤健二先生（大阪府松原市）

『わたなべ皮フ科・形成外科』渡辺奈津先生（大阪府八尾市）

『あみ皮フ科クリニック』山田貴博先生（大阪府大阪市西成区）

●**関東**

『上尾二ツ宮クリニック』水口聡子先生（埼玉県上尾市）

『藤澤皮膚科』藤澤重樹先生（東京都練馬区）

8 医師に脱ステロイドを頼むコツ

子どものアトピー治療においては、ステロイド外用薬を使用する、いわゆる標準治療をされる医師がほとんどです。ご近所の小児科や皮膚科に行かれた場合は、ほぼ確実に標準治療を提案されることと思います。

その標準治療医師に対して、脱ステロイドを理解していただこうと、脱ステロイドの有用性やステロイドの危険性を熱く語り、医師を説得しようとされるママも少なくありません。

しかし、それではうまくいきません。

標準治療医師も大前提として、子どものアトピーを治したいと思っています。良かれと思って、最善の手段だと思って、ガイドラインに沿った標準治療を提案しているのです。そして、医師も人間です。良かれと思っての提案に対して、対立姿勢で説得しようとされると医師も説得し返そうとします。そういった経緯から、「お医者さんはわかってくれない。話を聴いてくれない」と病院を遠ざけてしまうママが多くいます。

残念ながら、標準治療医師に脱ステロイドの有用性を「理解」してもらうのは困難です。まずは、「許容」してもらいましょう。

例えば、標準治療医師にはこのように伝えてみましょう。**「私がステロイドを使いたくないので、しばらく様子を見たいのです。もし、何かあった場合には、すぐに先生に助けてもらいたいので、様子を見ている間も先生のところへは通院したいのですが、構いませんか?」**

ステロイドを使いたくないのは、別の治療法が良いかもしれないということや、ステロイドが悪いということではなく、ただの『私の気持ち』であること。

何かあったときには、『先生を頼りにしている』ということ。

『病院とは縁を切らない』意思表示をすること。

この辺りを伝えると、「許容」してくれる医師はいらっしゃるようです。繰り返しますが、決して、ステロイドは悪で、脱ステロイドが正義だと、対立や説得をしようとはしないでください。標準治療医師も、子どものアトピーを治そうとして最善を考えての提案なのです。

中には、脱ステロイド治療に猛反対される医師もいらっしゃるでしょう。標準治療しか認めない医師もいらっしゃるでしょう。そんな中、どうしても脱ステロイド治療を望むなら、別の病院を受診するか、もしくは、遠方でも思い切って脱ステロイド医師に診てもらってください。

「わかってくれない、理解してくれない、だから病院へは行かない」

この考え方は、子どもの命を危険に晒したり、ママ自身を孤独にする要因になってしまうかもしれません。

必ず、脱ステロイド医師か、許容してくれる医師の下で受診してください。

❣脱ステロイドを「許容」してくれる医師を探しましょう
❣脱ステロイドを理解してもらおうとの説得はやめましょう

9 OTC医薬品（一般用医薬品）について

私は、第二類（指定二類含む）と第三類のOTC医薬品（一般用医薬品）の販売、情報提供や相談の対応ができる登録販売者でもあります。OTC医薬品（一般用医薬品）について、登録販売者の立場からお伝えしたいこともあります。医師の許可や許容の下、脱ステロイド治療を行う中にあっても、町のお薬屋さん（ドラッグストア）などのお薬と関係を持つこともあるかもしれません。

当院に来てくれるママからも、「ドラッグストアのお薬のどれにステロイドが入っているのかわからない。」といったお声をよく聴きます。OTC医薬品の裏面の成分表記などを見ても、『ステロイド』という単語は、ほとんど見ることはないと思います。では、実際にステロイドを使っていないのかと言えば、そうではなく、ステロイドの『成分名』として書かれていることがほとんどです。しかし、成分名は、見慣れない、聞き慣れない表記なので、わかりにくいのも実情だと思います。

OTC医薬品に使われるステロイドの成分名

ベタメタゾン吉草酸エステル
フルオシノロンアセトニド
プレドニゾロン吉草酸エステル酢酸エステル
トリアムシノロンアセトニド
ヒドロコルチゾン酪酸エステル
デキサメタゾン
プレドニゾロン

デキサメタゾン酢酸エステル
ベクロメタゾンプロピオン酸エステル
プレドニゾロン酢酸エステル
ヒドロコルチゾン酢酸エステル

これらの成分名表記があれば、ステロイドが含有されているという事です。ただ、舌を噛みそうな単語ばかりなので覚えることは難しいと思います。そこで、さらにわかりやすくするなら、すべてではないのですが、皮膚の炎症、湿疹、かぶれ、痒み、腫れ、痛み、虫刺されなどに使う、外皮用薬（皮膚の塗薬）、点鼻薬、坐剤（痔の薬）などの【指定第2類医薬品（第②類医薬品）】がステロイドを含有している可能性の高いOTC医薬品であることが多いので、それを参考にしてもよいでしょう。

町のお薬屋さん（ドラッグストア）には、薬剤師や登録販売者が在中していますので、「この薬は、ステロイドは入っていますか？」と直接聴いてから購入をご検討ください。

10 自然療法（ナチュロパシー）等について

「自然療法で治すので、病院へは行きません」とおっしゃる方に度々お会いします。自然療法そのものは良いものなのだと思います。私が扱う東洋医学の鍼灸も自然療法の一部と言えるのかもしれません。しかし、私には自然療法をすることと病院へ行かないことが、どうしてイコールになるのかがわかりません。

医師や病院の主な役割は、医師の診断により病態を把握して『リスクを軽減する』ことです。不測の事態から『命を守ってくれる』存在です。多くの方が誤解していますが、医師や病院は「病気を治すところではない」のです。「お薬をもらいに行くところではない」のです。リスクを減らして、命を守ることは何よりも優先すべきことだと私は思うのです。だから、自然療法をするにしても医師や病院と縁を切る必要はないように思うのです。

北米やドイツなどでは自然療法は、医師もしくはそれに類する資格者が扱っていることが多いです。**どのような療法を行うにしても、リスクの軽減や命を守ることは最重要事項**です。自然療法で子どものアトピー治療をしたいママも、どうか病院へは行ってほしいのです。病院へ行って、医師とコミュニケーションを取り、お互いに納得のいく治療法を模索できるのが望ましい関係であると思います。

医師とコミュニケーションを取り、保護者の声を医師に届けることが、将来的にアトピー治療の選択肢を広げるきっかけになっていくのかもしれません。

あなたが医師に届けるそのリアルな声が、これからのあとぴっこやあとぴっこママへのバトンになります

今お悩みのあとぴっこママへ

実例のご紹介

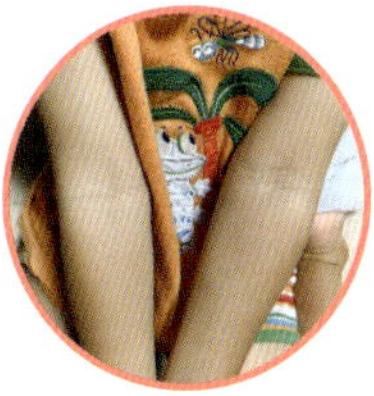

こんな日がきっときます！

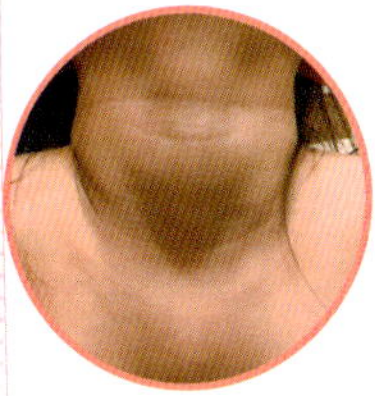

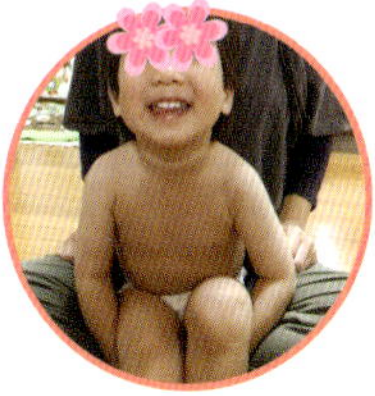

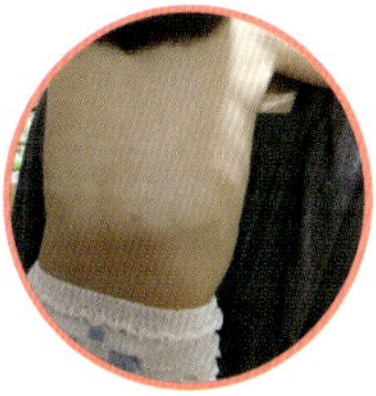

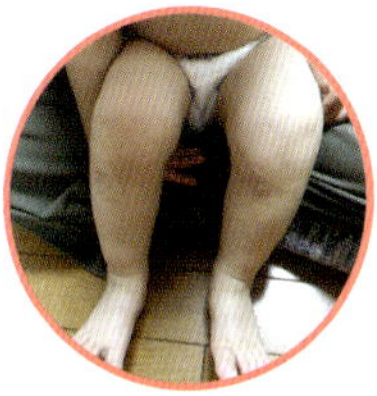

アトピーをあっという間に改善する魔法は
ありません。
でも、この本に書かれたノウハウを実践した
ママたちのあとぴっこは
こんなにきれいで元気になりました。

※写真の子どもたちは、ステロイドや保湿剤は使っていません

実例1　K・Hくん

初診時　生後３ヵ月

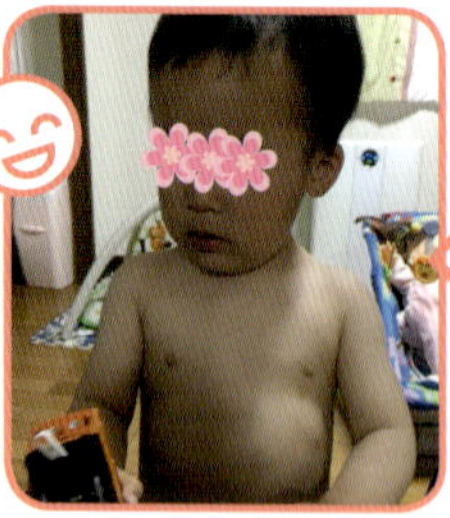

ピーク時から約１年半後

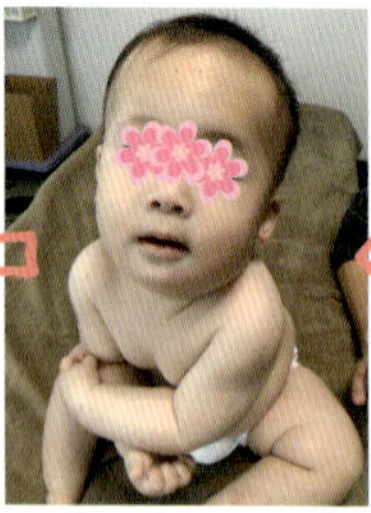

ピーク時から約５か月後

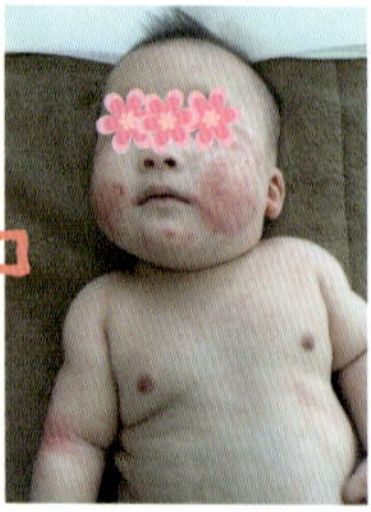

ピーク時

実例2　N・Mくん

初診時　生後３ヵ月

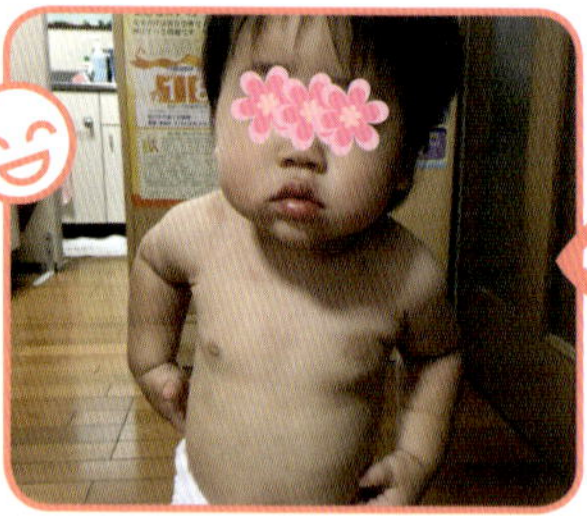

ピーク時から約９か月後

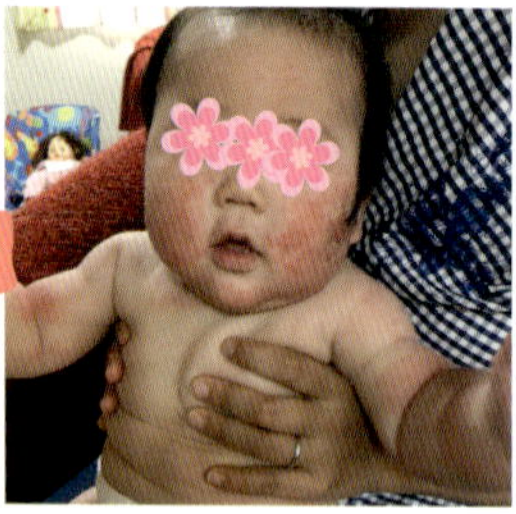

ピーク時

実例3　R・Oくん

初診時　生後５か月

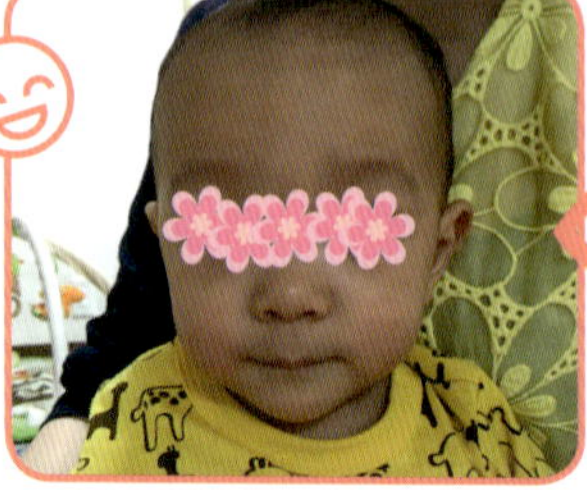

ピーク時から約５か月後

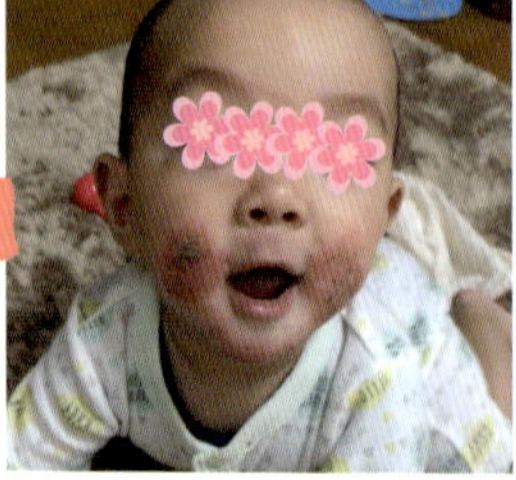

ピーク時

実例4　N・Mちゃん

初診時　満1歳

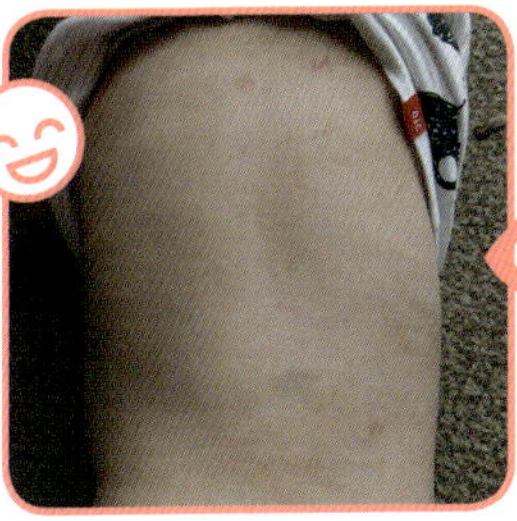

ピーク時から約5か月後

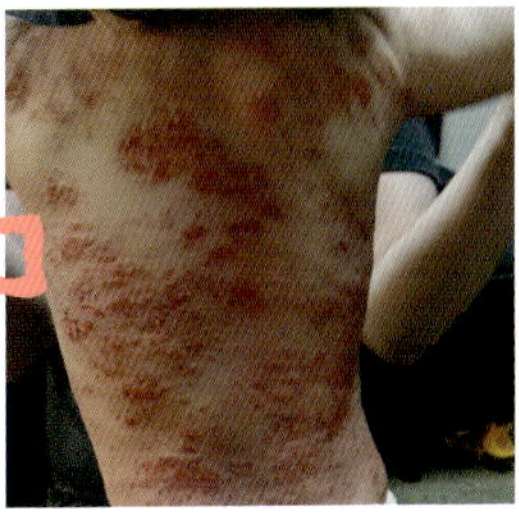

ピーク時

実例5　H・Mくん

初診時　3歳

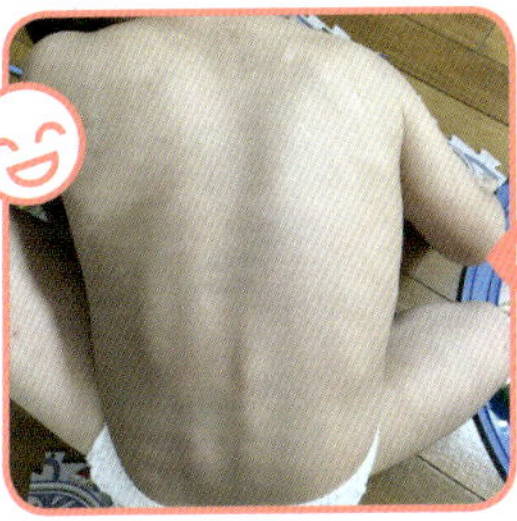

ピーク時から約7か月後

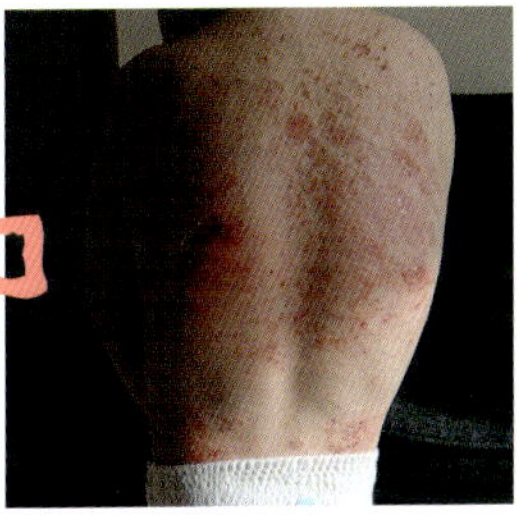

ピーク時

実例6　R・Mくん

初診時　3歳

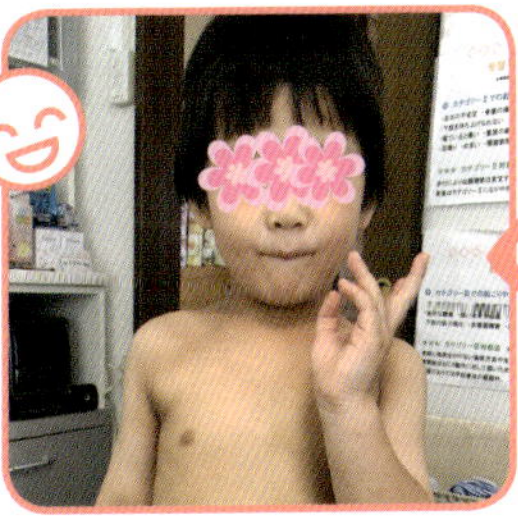

ピーク時から約8か月後

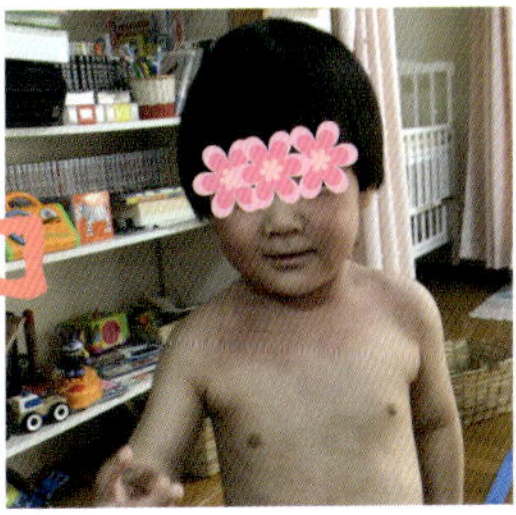

ピーク時

実例7 Y・Nくん

初診時　6歳

背中
ピーク時

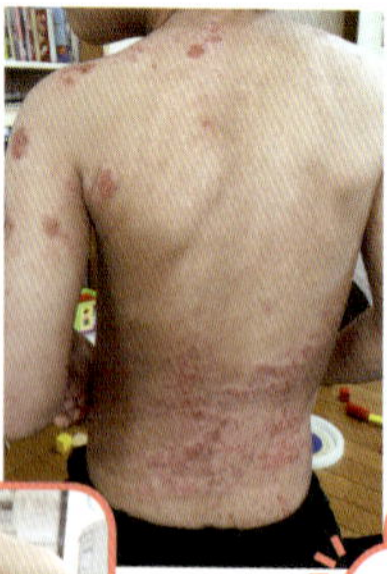

おなか
ピーク時

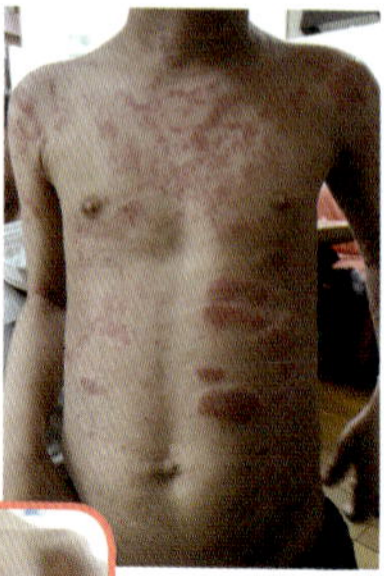

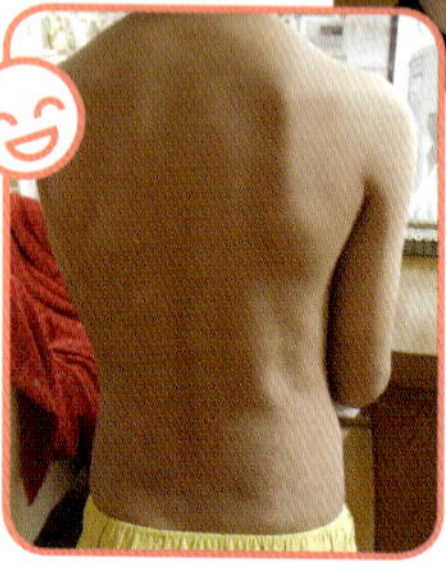

ピーク時から約4か月後

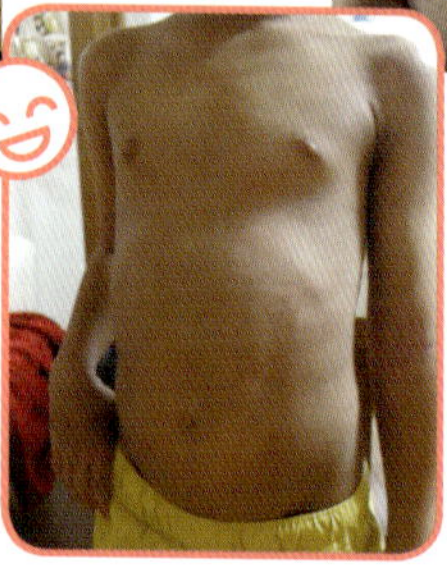

ピーク時から約4か月後

実例8 K・Hちゃん

初診時　5歳

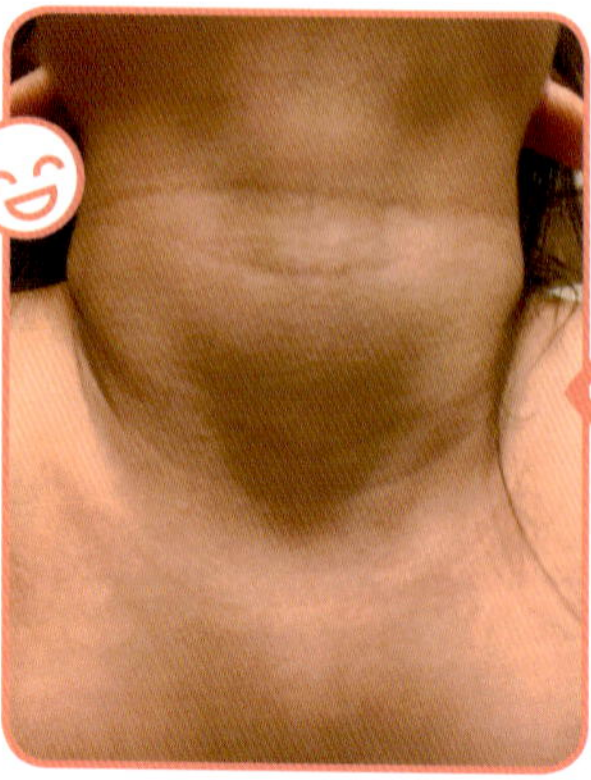

ピーク時から約1年後

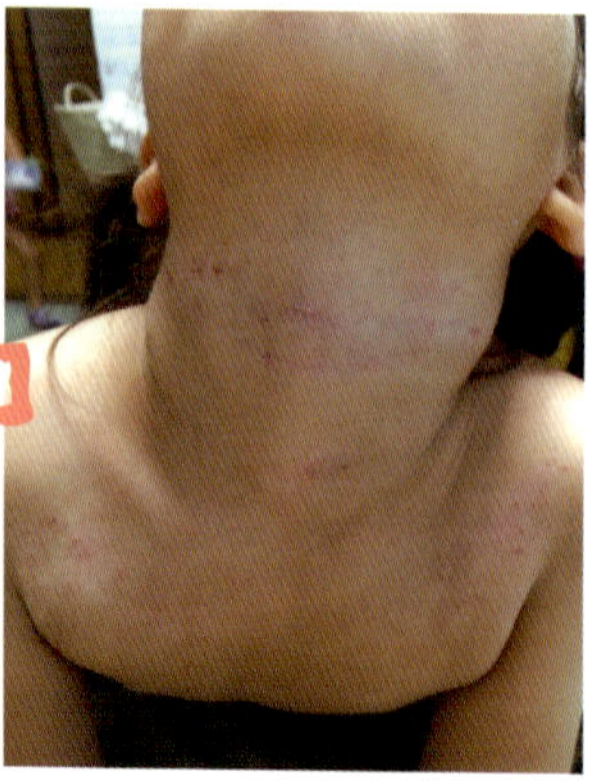

ピーク時

実例9　Y・Mちゃん

初診時　満1歳

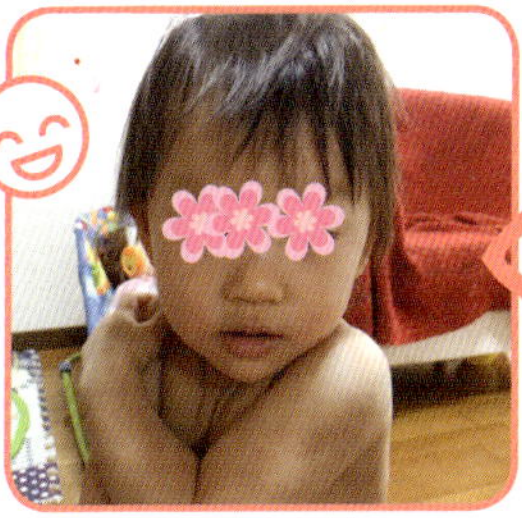

ピーク時から約4か月後

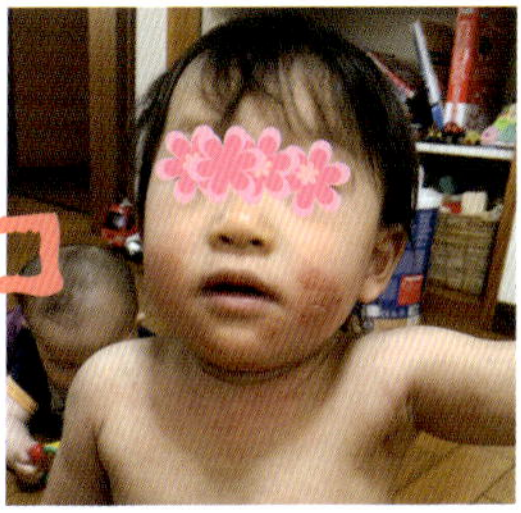

ピーク時

実例10　H・Iちゃん

初診時　満1歳

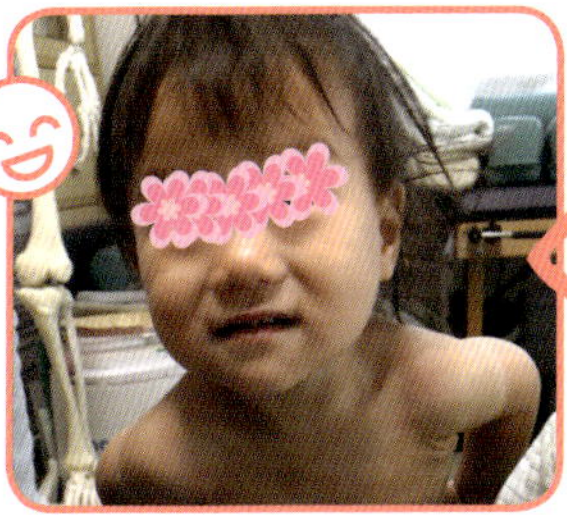

ピーク時から約1年4か月後

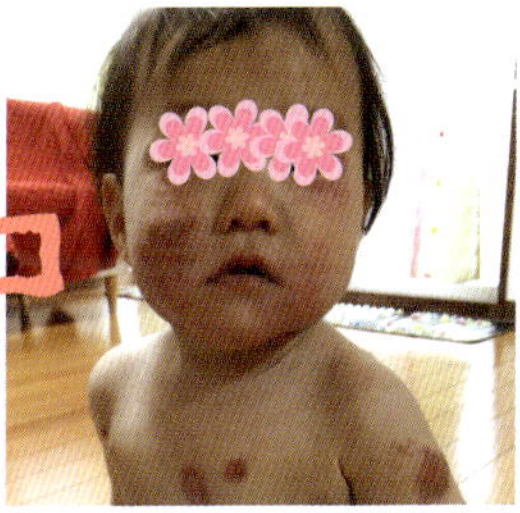

ピーク時

実例11　A・Iくん

初診時　1歳3か月

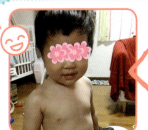

ピーク時から約8か月後

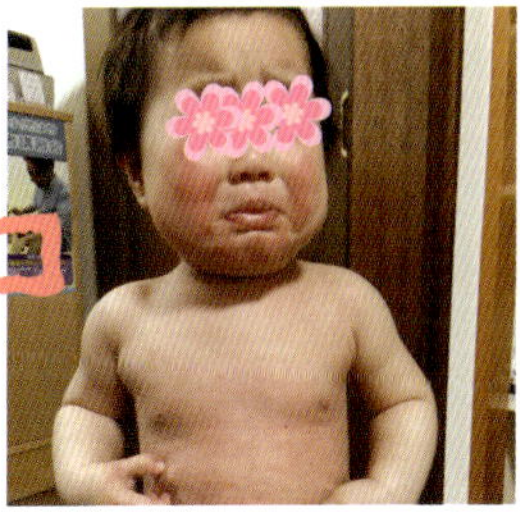

ピーク時

実例12　H・Mくん

初診時　3歳

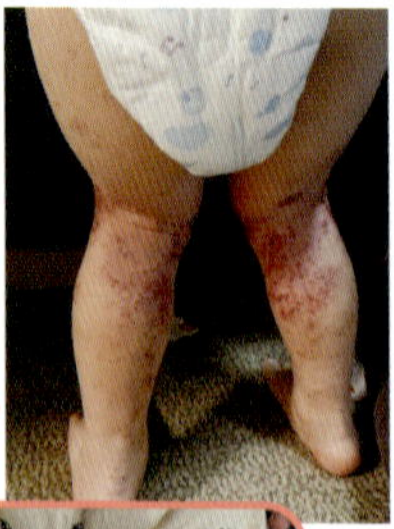

足後面
ピーク時

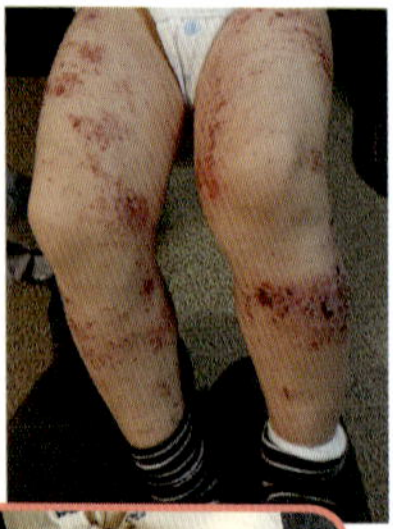

足前面
ピーク時

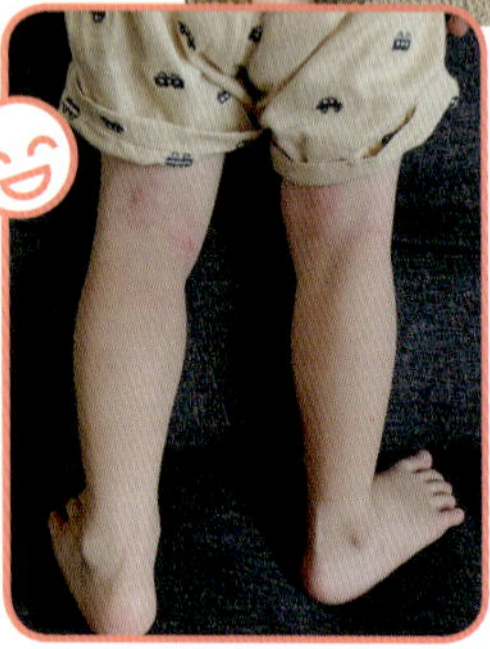

ピーク時から約5か月後

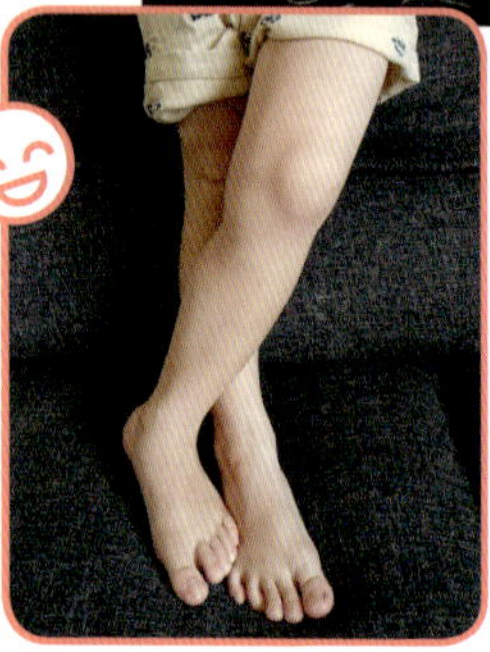

ピーク時から約5か月後

実例13　N・Mくん

初診時　5か月

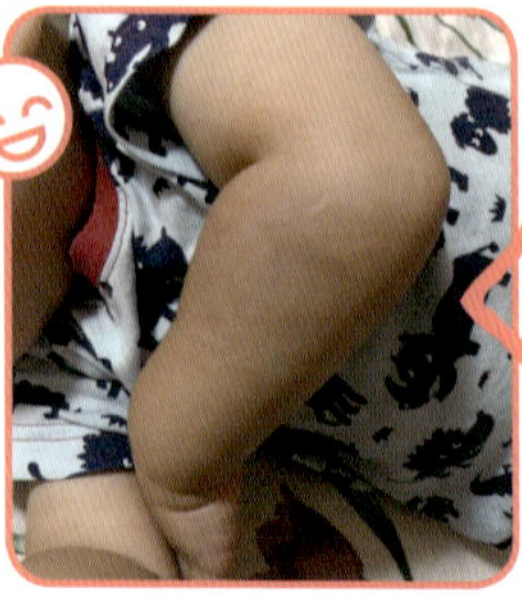

ピーク時から約6か月後

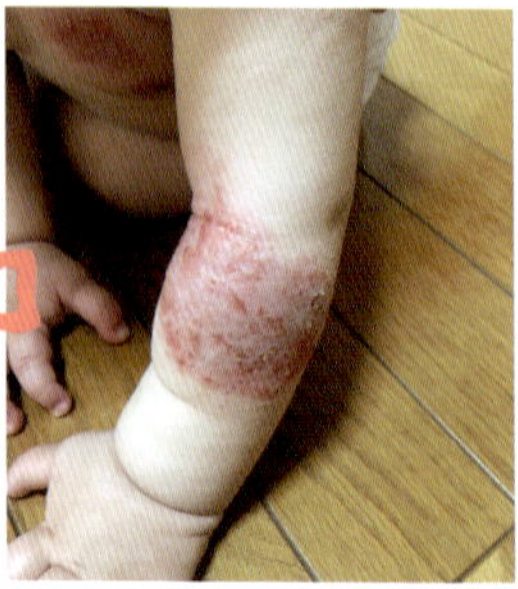

ピーク時

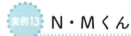

実例14　M・Yくん

初診時　４歳

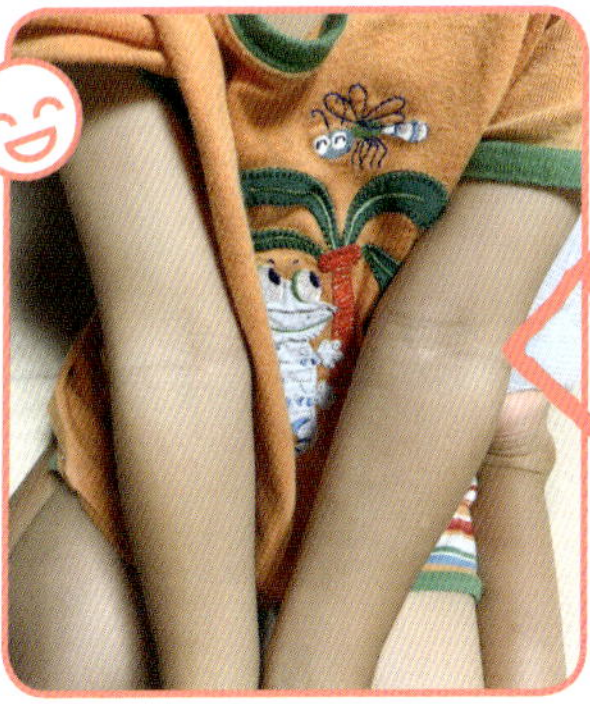

ピーク時から約４か月後

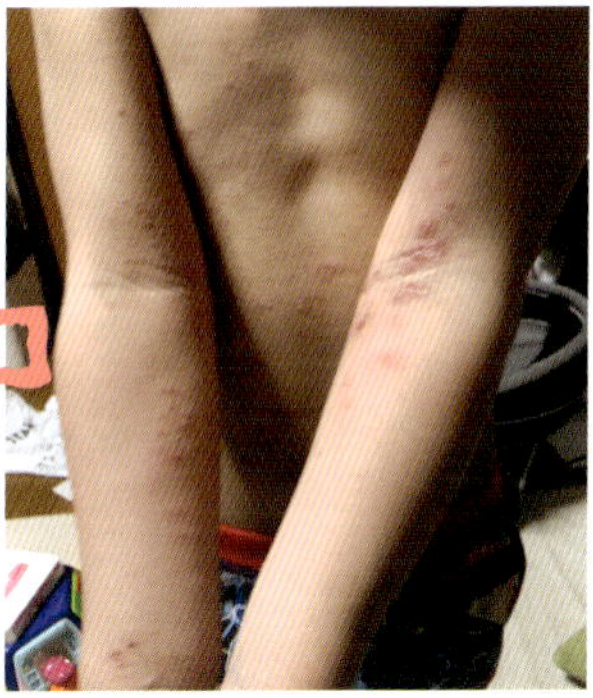

ピーク時

実例15　Y・Kちゃん

初診時　７歳（小学１年生）

膝裏
ピーク時

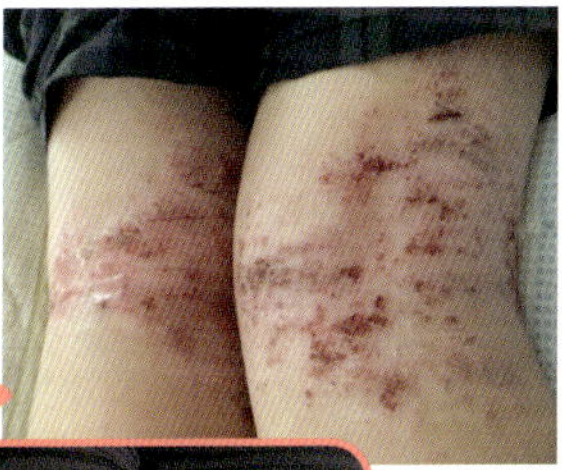

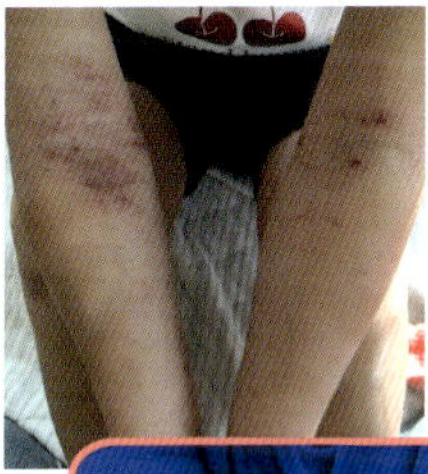

肘
ピーク時

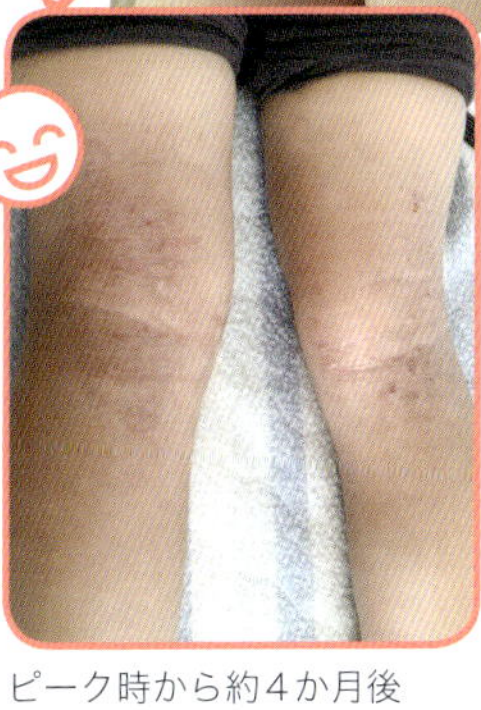

ピーク時から約４か月後

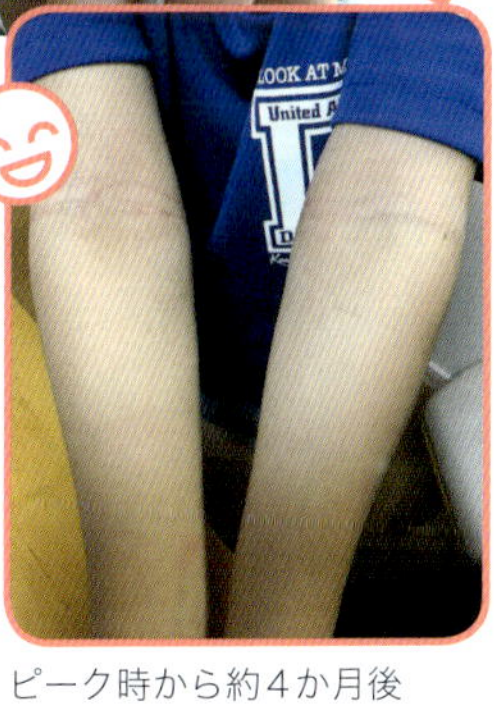

ピーク時から約４か月後

実例16　K・Iくん

初診時　1歳4か月

背中

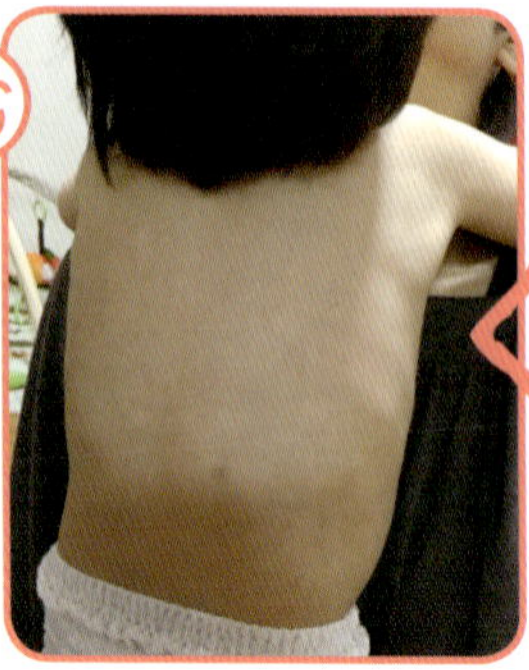
ピーク時から約10か月後

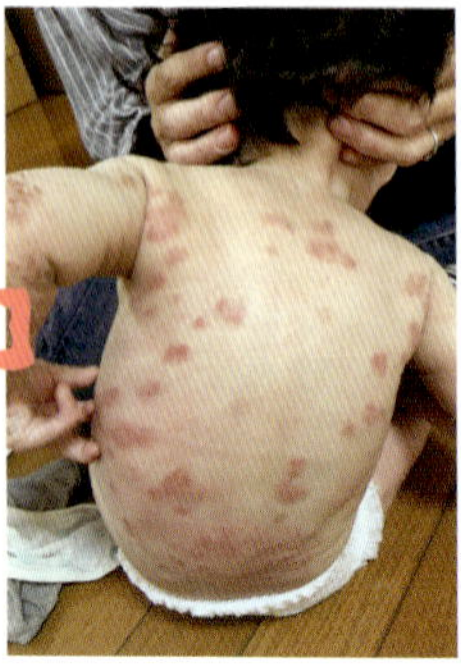
ピーク時

足

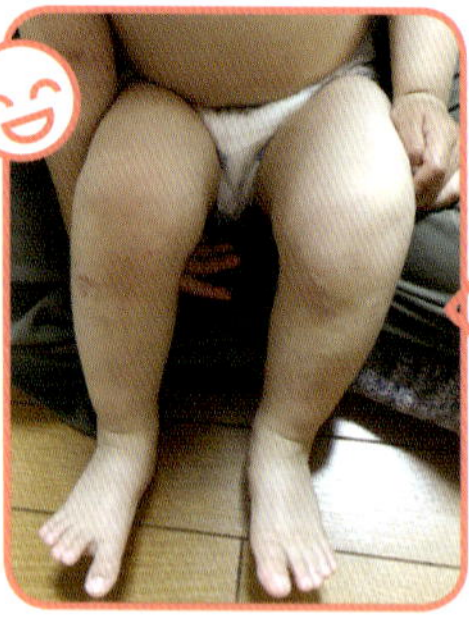
ピーク時から約10か月後

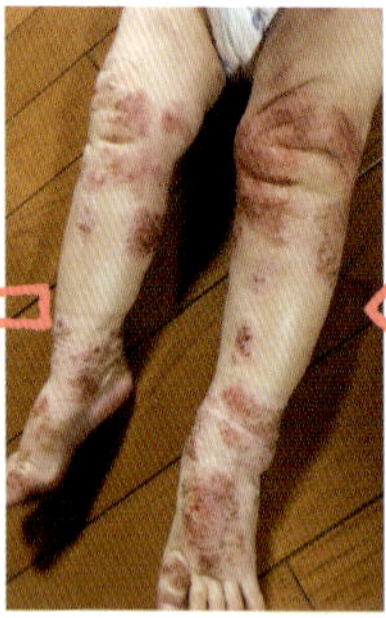
ピーク時から約8か月後

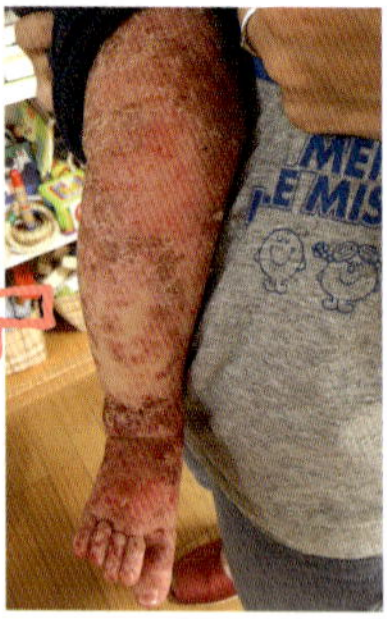
ピーク時

顔

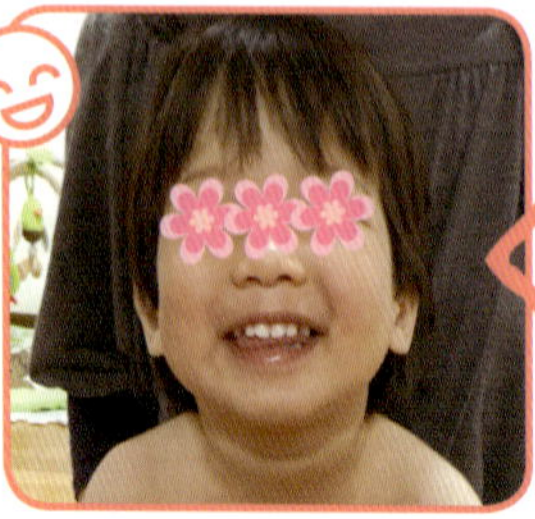
ピーク時から約10か月後

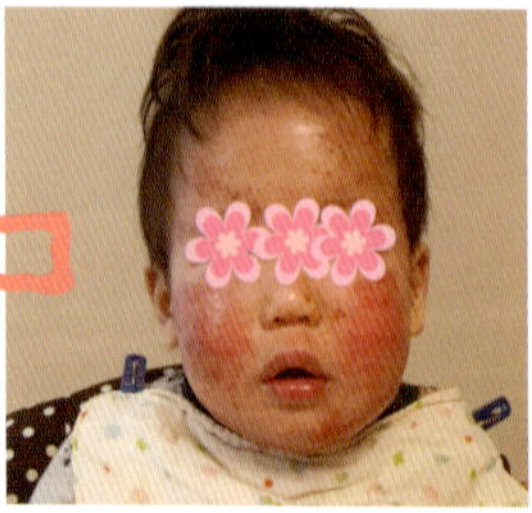
ピーク時

第3章

『刺さない小児はり』を取り入れる

子どものアトピー早期改善のカギとしては、『刺さない小児はり』を利用して「たくさん食べる」「良い便を出す」「しっかり寝る」「楽しく遊ぶ」ことを強化することも大切です。

1 『刺さない小児はり』って？

起源ははっきりしていませんが、およそ江戸時代に大阪で発祥した、日本由来の小児施術法です。小児鍼や鍉鍼《ていしん》と呼ばれる金属の施術具で子どもの皮膚を撫でたり、タッピングしたりする施術法です。特徴的なのは、基本的には鍼を刺さず、施術の安全性と心地良さを重視することです。「はり」というと、痛そう、怖そうなイメージですが、**「小児はり」は心地良い**ので、子どもたちは喜んで施術を受けてくれます。

現在では、ドイツやアメリカなどでも認知され「SHONISIN」「PEDIATRIC ACUPUNCTURE」と呼ばれ、**安全で衛生的な施術方法**として人気があるようです。

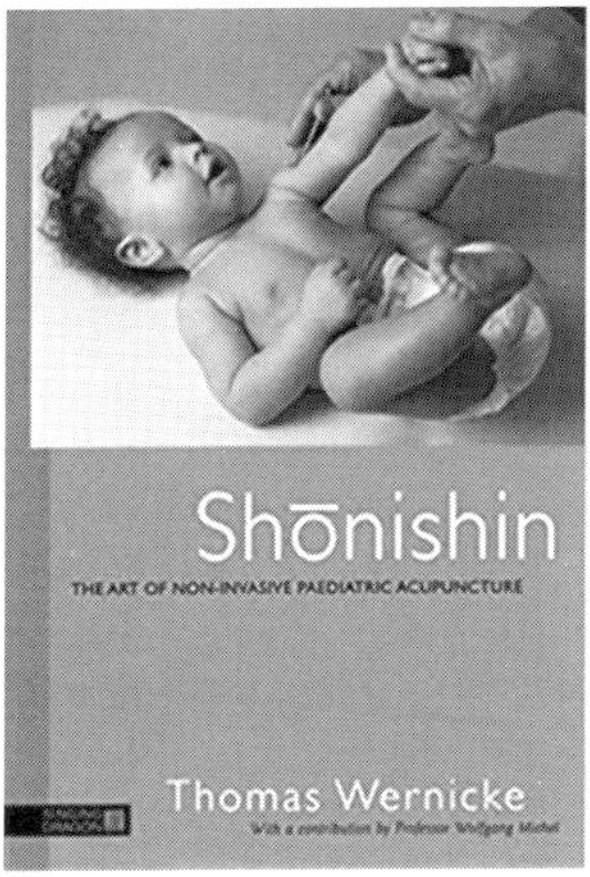

海外で発行された小児はりの書籍

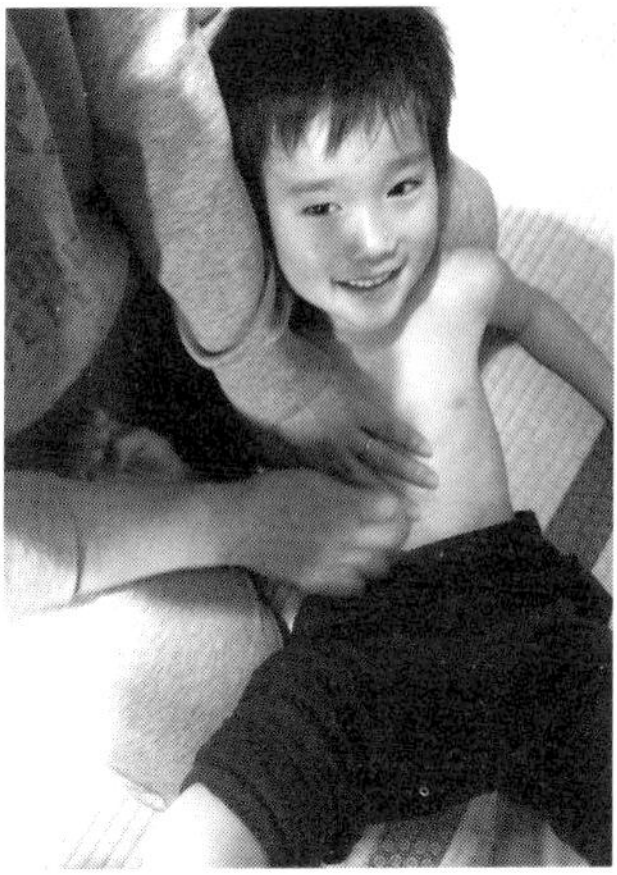

小児はりの施術風景

小児はりは、刺しません。心地良く、衛生的で安全です

2 小児はりの適応

小児はりの適応は、発育不良、かんしゃく、小児神経症、夜泣き、夜驚、肌荒れ、乳児湿疹、アトピー、喘息、風邪をひきやすい、鼻炎、夜尿、便秘、下痢、食欲不振、食べムラ、チック、起立性調節障害、発達障害、知的障害、健康増進など多岐にわたります。つまり、**病院へ行くほどではない、または病院では「様子をみて」と言われる、しかしお母さんにとっては困る、そのような子どもの状態全般に効果的**です。

小児はりを行う目的は、施術の快刺激によるオキシトシン（愛情ホルモン）の分泌を促し、精神安定や自律神経を整え、肌を刺激することで体性内臓反射を促し、内臓（特に肺や胃腸）の機能を向上させます。また、アトピーや肌荒れなどの場合は、小児はりによる熱取りの作用により、痒みや赤みの軽減も状態によっては期待できます。

❣小児はりは、子育ての「困った事」「悩み事」の解決に便利です

3 子どものアトピーに対してどのような作用が期待できる？

小児はりでアトピーの赤みや痒みの軽減が期待できると言っても、『小児はりでアトピーを治そうとしない』ことが重要です。小児はりでアトピーを治そうと意気込んでしまうと、うまくいかないことが多いためです。小児はりは1回1回の施術で明確な身体変化はあるのですが、アトピーを治そうとアトピーに執着してしまうと、アトピーの変化ばかりを気にしてしまいます。

それは、症状と距離を取ることとは逆に、症状と距離を縮めてしまうことになってしまいます。症状と距離が縮まり、症状に執着してしまうと、アトピーはなかなか改善しなくなってしまいます。では、アトピーの子どもたちは、何を目的に小児はりを利用すればよいのか？

小児はりを受けることで、自律神経を整え、内臓機能の正常化により、「たくさん食べる」「良い便を出す」「しっかり寝る」ことが強化されます。この「たくさん食べる」「良い便を出す」「しっかり寝る」ことは、アトピーを早期に、安全に、ママのストレスを少なく改善していくために重要な生活習慣なのです。逆に言えば、アトピーの子どもは、「あまり食べない、食べムラがある、偏食傾向」「便秘、コロコロ便、便の量が少ない」「夜頻繁に起きる、夜泣きがある、寝ぐずりする」など、このような状態になりやすい傾向があります。

小児はりは、これらの状態を整えるのが得意です。子どものアトピーに悩んで、鍼灸院へ来院されたとしても、治療期間中はアトピーにはできるだけフォーカスせずに、「たくさん食べる」「良い便を出す」「しっかり寝る」ことの変化に着目してください。これらが改善すると、ママのお悩みやストレスが大きく軽減していきます。そして、**ママが楽になると、子どものアトピーの改善速度は速くなってきます。**

さらに、小児はり特有の心地良い皮膚刺激を行うと、オキシトシンというホルモンが分泌されます。オキシトシンは、出産時の子宮収縮ホルモンや射乳ホルモンとして有名ですが、近年では愛情を感じることにも重要な働きがあることがわかってきたようです。小児はりで、心地良い皮膚刺激を行うことで、子どもは安心し穏やかになり、他人に興味がわきます。そのため、カンシャクや疳の虫や過度なワガママに対しても効果があると考えられます。この点からも、小児はりはママのストレス軽減に大きな役割が担えます。

施術刺激による自律神経の調整は、小児はりなど鍼灸の得意とする領域です。

自律神経を整え「たくさん食べる」「良い便を出す」「しっかり寝る」ことをさらに促しましょう。「食べる」「便を出す」「寝る」が安定して良い状態であれば、自律神経も整っていると言え、子どものアトピーも改善傾向にあると認識できるひとつの目安となります。

お子さんは「たくさん食べていますか？」「良い便が出ていますか？」「しっかり寝ていますか？」

4 小児はりの施術はどこで受けることができる？

小児はりの施術を行うには国家資格が必要です。小児はりを施術できる資格は**鍼灸師（はり師）もしくは医師**です。小児はりは、小児はりのトレーニングを積んだ鍼灸師か医師から施術を受けてください。

日本には多くの流派の小児はりや鍉鍼《ていしん》の技法があります。私はすべての技法を詳しく知っているわけではありませんので、私が扱っている小児はりを少しご紹介いたします。小児はりの施術を受ける際の鍼灸院や病院探しの参考にしてください。

◆〈大師流小児はり〉

明治時代から続く小児はりで、130年以上の歴史があります。小児はりの基本を教えていただいた、私の師匠である谷岡賢徳先生が扱う小児はりです。

日本全国のみならず、世界中でも小児はりの講習会を積極的に行われ、小児はりの普及に貢献されています。

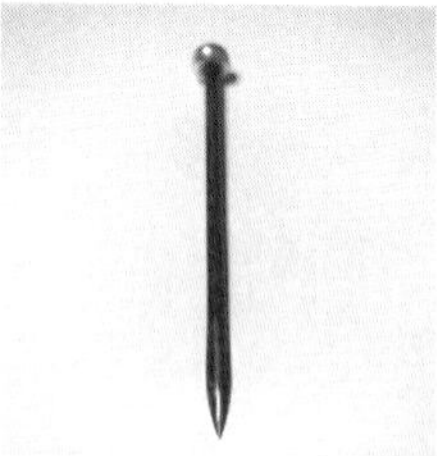

鍉鍼は、釘のような外見ですが、刺激は羽毛でさすられているように気持ち良く、子どもたちも喜んで施術を受けてくれます。

◆〈米山式イチョウ鍼〉

米山博久先生が昭和初期に考案された、「はり」が手に収まり子どもからは見えない工夫をされた小児はりです。リズミカルなタッピングや軽擦法が特徴で、子どもたちは心地良く施術を受けてくれます。日本全国の鍼灸学校の小児はりの授業でも多く紹介され、近年はプラスティック製のディスポーザブル鍼が作成され、保護者からも「安心」と人気です。

◆〈鍉鍼《ていしん》〉

中国の鍼灸に関する古典書物「霊枢」に記載されている古代九鍼の中のひとつ「鍉鍼」を起源とする、刺さない鍼の総称です。

多くの流派があり、年齢や症状や目的によって、使用する鍼の形や材質も様々です。

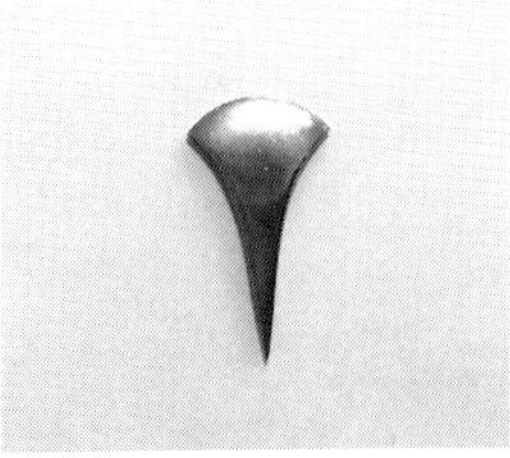

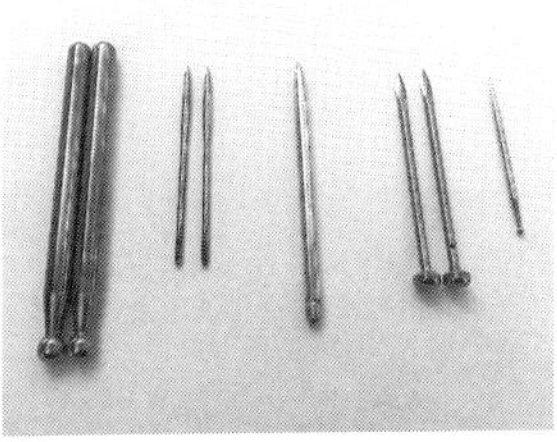

基本的には、大人にも子どもにも安全で気持ち良く施術を受けることができる鍼です。

お近くの小児はりを受けることができる鍼灸院をお探しの際には、『(一般社団法人）日本小児はり学会』までお問い合わせください。

一般社団法人 日本小児はり学会

住所　〒650-0003
神戸市中央区山本通2-14-31
兵庫鍼灸専門学校内
FAX　078-221-1589
info@shounihari.com
http://shounihari.com/index.html

5 セルフケア施術の落とし穴

ママたちの多くは、我が子のアトピーをママ自身で治そうと思いがちです。

今は、インターネットで気軽に情報を見ることができます。インターネットの情報を見ながら、ネット通販で小児はり用具などを購入し、ママ自身が小児はり施術をお子さんにしている話もよく耳にします。しかし結果として、ママ自身でネットの情報を見よう見まねでセルフケアをしてもうまくいかないことがほとんどです。症状が改善せずかえって悪化したと、当院へ頼ってくる方もいらっしゃいます。そんなお子さんの体を診させていただくと、**かなり過剰な刺激が入っていて、神経は昂り、内臓の働きが低下している**ことも少なくありません。

ママは、早く治したい一心で、良かれと思ってセルフケアをしています。その気持ちはわかります。しかし、思いが強すぎると、症状との距離が近くなりすぎて、改善を遅らせます。加えて、必死になりすぎて刺激が過剰にもなり、神経や内臓の働きを阻害してしまうリスクもあります。そのくらい、**子どもの施術は想像以上に繊細で、変化の幅が良くも悪くも大きい**のです。子どもの肌は繊細で変化が早いです。刺さない小児はりでの施術は、0～1歳児の平均で施術圧は約2～10グラム以内、施術時間は約30秒～2分以内で終わります。刺激としてはそのくらいがちょうどよく、それ以上強く長く行うとかえって体調は悪化してしまいます。

これは、鍼灸師としての私から個人的なお願いです。子どもの症状と距離を取るためにも、ママ自身で施術したい思いを手放してほしいのです。子どものアトピー改善に小児はりを活用したいのであれば、施術圧をコントロールする訓練や、子どもの繊細な皮膚を読む訓練を積んで、正しく小児はり施術のできる鍼灸師や医師に任せることが、結果として子どもアトピーを早く改善に向かわせることに繋がると考えます。

- 過剰刺激は体調の悪化に繋がります
- 小児はりは経験豊富な鍼灸師か医師に任せましょう

6 東洋医学的に見たアトピー性皮膚炎などの肌荒れ

私たち鍼灸師は、東洋医学を学びます。東洋医学的思考で心身の状態を観察し、施術方法や養生法を考えます。西洋医学的にはアトピーは病気であるとの認識が常識です。病気だから「治す」という発想になります。方法は症状を抑えることを考えます。一方、東洋医学的に見るとアトピーなどの肌荒れのほとんどは「湿熱証」と言われ、体に湿気や熱が過剰になっている、あるいは滞っている状態です。病気を治すというよりも、体の過剰で滞っている熱や湿気を排泄させるか循環させれば体は正常化すると考えます。

赤ちゃんの場合は、そもそも体に湿気や熱は溜まりやすいのです。だから、『赤ちゃんは、肌荒れがあって当たり前』と考えることもできます。あなたは「赤ちゃん肌」というと、どのような肌をイメージしますか？　スベスベモチモチのイメージは、テレビCMなどの影響が大きいように思います。肌がきれいに見える赤ちゃんや子どもは多いかもしれませんが、今の日本の肌荒れやアトピーに対する方針では、少しでも荒れた部位や乾燥があれば、直ちに保湿やステロイド外用薬が処方されるので、荒れた部位を抑えて『見えなくしている』状態です。

多くの赤ちゃんや子どもが、薬品や化粧品などの何かを肌に塗布しています。そのことを裏返して考えてみると、多くの赤ちゃんや子どもに肌荒れがあることを示唆しているように思いませんか？　**多くの赤ちゃんや子どもには肌荒れがあるものなのです**。お薬などで『見えなくなっている』だけなのです。だから、ママは「赤ちゃん肌」のスベスベモチモチイメージに対して、「どうしてうちの子だけ肌が荒れているの？」と、プレッシャーを感じる必要はありません。そして、赤ちゃんや子どもに溜まりやすい湿気や熱は、本来は、成長と共に循環したり排泄できたりするようになります。

西洋医学的に、辛い症状を薬で抑えながら、湿熱を循環排泄できる成長時期を待つのもひとつの方法です。東洋医学的に、肌荒れやアトピーを抑えずに早い時期から出し切るのもひとつの方法です。**排便や、日常の発散行為（動く、泣く、遊ぶ、汗をかくなど）からも湿熱は排泄や循環します。それが肌荒れやアトピーを抑えずに出し切るということにも繋がります。**

私は西洋医学的な方法にも、東洋医学的な方法にも、一長一短があるように思います。メリットやデメリットを医師や専門家に詳しく聞いて、決定する権利と責任はママにあります。どちらの方法が『正解』かと考えると、そもそもアトピーは明確な原因のわからない症状なので混乱します。どちらの方法が『私のやりたい子育て』に繋がるかを考えてみるとママ自身の「答え」に繋がるのかもしれません。アトピーがあってもなくても、薬を使っていても使っていなくても、子どもの成長にとって、「食べる」「便を出す」「寝る」は大切なことです。ママのやりたい子育てのサポートに、刺さない小児はりを活用しましょう。

- アトピー治療の『正解』を探すと混乱します
- あなたのやりたい子育てに合わせて考えてみましょう

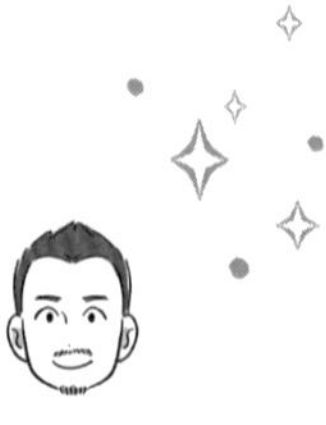

第4章

悩みが消えて楽になる
言葉と考え方のワーク

言葉の使い方は、その人の脳の思考パターンと密接な関係があります。つまり、意識して、日常の言葉の使い方を変えることによって、脳の思考パターンを変えることができるのです。

あなたは何に困っていて、どうなりたいのですか？

当院では初診時に、この質問をします。この質問をすると、あとぴっこママの多くは「子どものアトピーに困っていて、肌をきれいに治したい」と答えます。しかし、この答えは実は、まだまだ表面的な答えなのです。子どものアトピーを通して、ママが本質的に困っていることは、それぞれ違います。

例えば、より詳しく話を聴いていくと、あるママは、「子どものアトピーで外出しにくくなっていることに最も困っている」と答えました。別のママは、「子どものアトピーで夜、眠れなくなっていることに最も困っている」と答えました。さらに別のママは、「子どもが肌を掻き続けて、血だらけになる姿に最も困っている」と答えました。

子どものアトピーに困っているならば、子どものアトピーがあることによってもたらされる、ママ自身が抱える本質的な悩みに気づく必要があります。「子どもがアトピーであることの何に困っているのですか?」ママが抱えている本質的な悩みに気づいたときに、ママは悩みを解消するための準備ができるということなのです。

同様に、「どうなりたいか?」の質問でも、子どもをどうしたいかではなく、ママ自身がどういう生活（人生）を送りたいか。という本質的な望みに気づくことが大切です。なぜなら、（症状は子どもにあるかもしれませんが）悩んでいるのはママであり、悩みを解消したいのもママだからです。「子どもの悩みがなくなると、ママはどういう生活（人生）を送りたいのですか?」ということです。

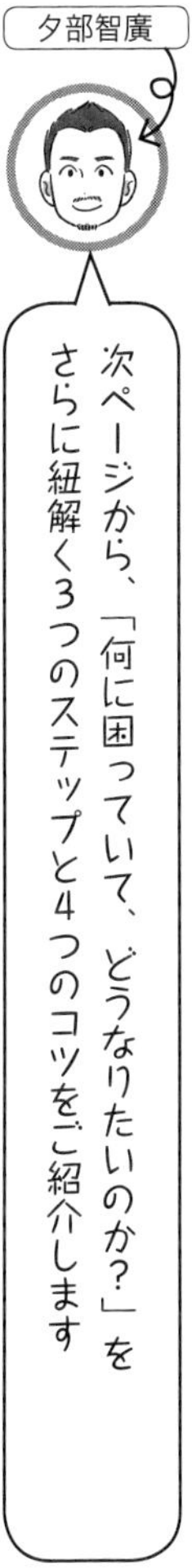
夕部智廣
次ページから、「何に困っていて、どうなりたいのか?」をさらに紐解く3つのステップと4つのコツをご紹介します

ステップ1 自分の感情を認める

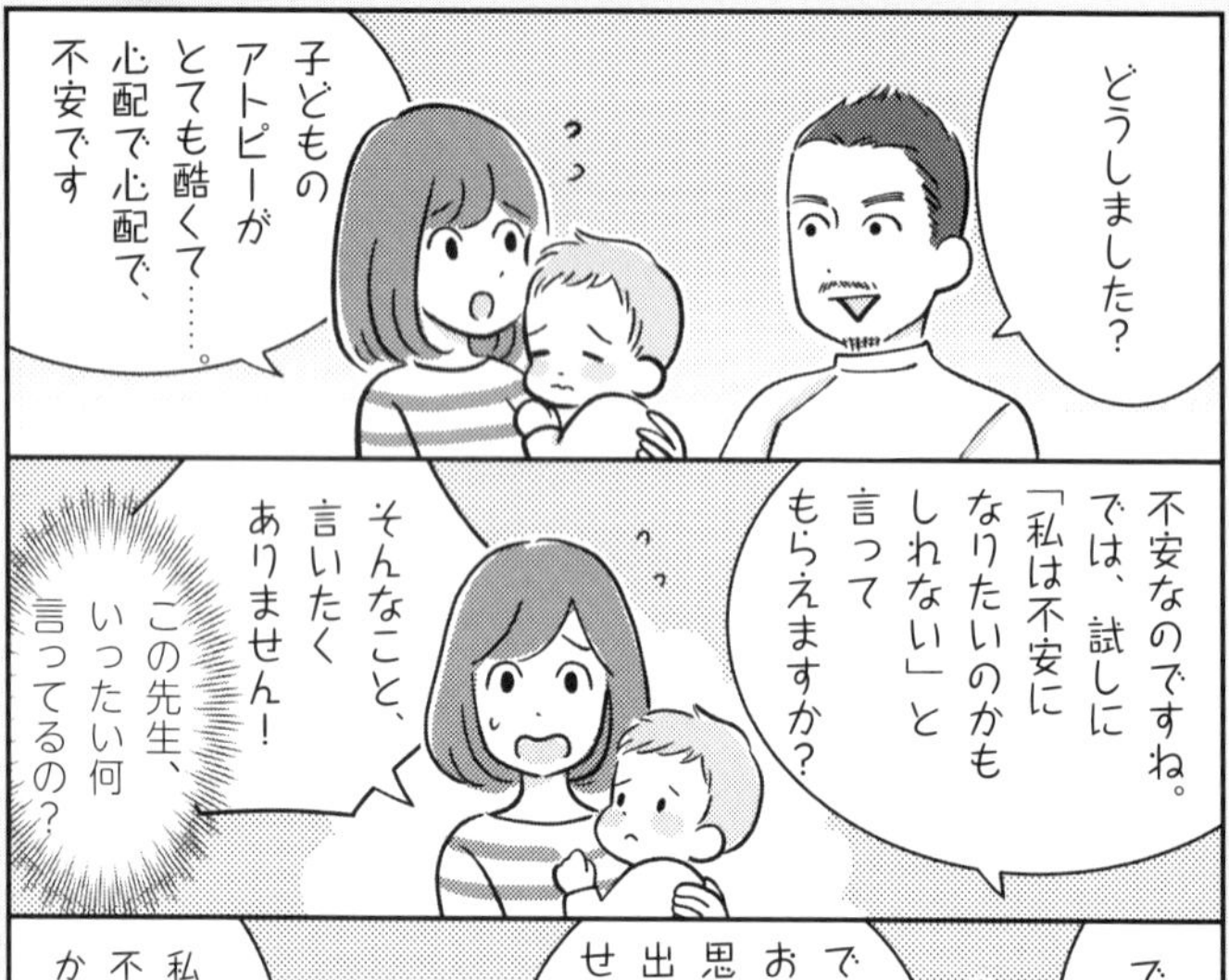
どうしました？

子どものアトピーがとても酷くて……。心配で心配で、不安です
不安なのですね。では、試しに「私は不安になりたいのかもしれない」と言ってもらえますか？

そんなこと、言いたくありません！

この先生、いったい何言ってるの？

ですよね
でも、おまじないと思って勇気を出して言ってみませんか？

私は不安になりたいのかもしれない……

言ってみたら、どんな気持ちになりましたか？

？？？？？？

少し気持ちが楽かも？

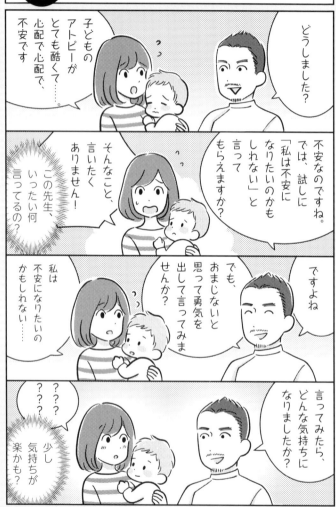

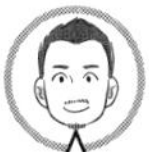

「不安になりたい」そんな自分を『認める』

子どもがアトピーになると、心配になったり不安になったりするママはいます。

同様に、子どもがアトピーになっても、心配にも不安にもならないママもいます。

何が違うのでしょうか？

ママの性格や経験や知識などもあるかもしれません。しかし、ここはシンプルに考えてみましょう。

心配になるママは「心配したいのです」
不安になるママは「不安になりたいのです」

まずは、そこを認めてみましょう。

こんな風にお伝えすると、「違います。心配になりたくないし、不安にもなりたくないです。」とおっしゃる方もいます。もちろん、そのとおりだと思います。皆さん、意識下では「心配になりたくない」「不安になりたくない」と思われていることでしょう。ただ、今現在、実際に『心配』や『不安』を感じているのであれば、試しに次のセリフを言葉にしてほしいのです。

「もしかしたら、私は心配したいのかもしれない」
「もしかしたら、私は不安になりたいのかもしれない」

このように、自分の感情の可能性を、まずはただ認めてみる。大切な我が子です。心配したいし、不安になりたいのは当たり前です。

心配してもよい。

不安になってもよい。

自分の感情の可能性を、ただ認めることは、自分を許可することにも繋がるかもしれません。そして、存分に心配し、不安になってみたら、心配も不安も必要なくなるかもしれません。

心配や不安は、やめよう避けようとすると、どんどん増して大きく膨らみます。

心配や不安は、認めて向き合うと、どんどん減って小さくなっていきます。

心配や不安を感じたら、
「心配したい」「不安になりたい」自分を
認めてみましょう

ステップ2 思い込みを解除する

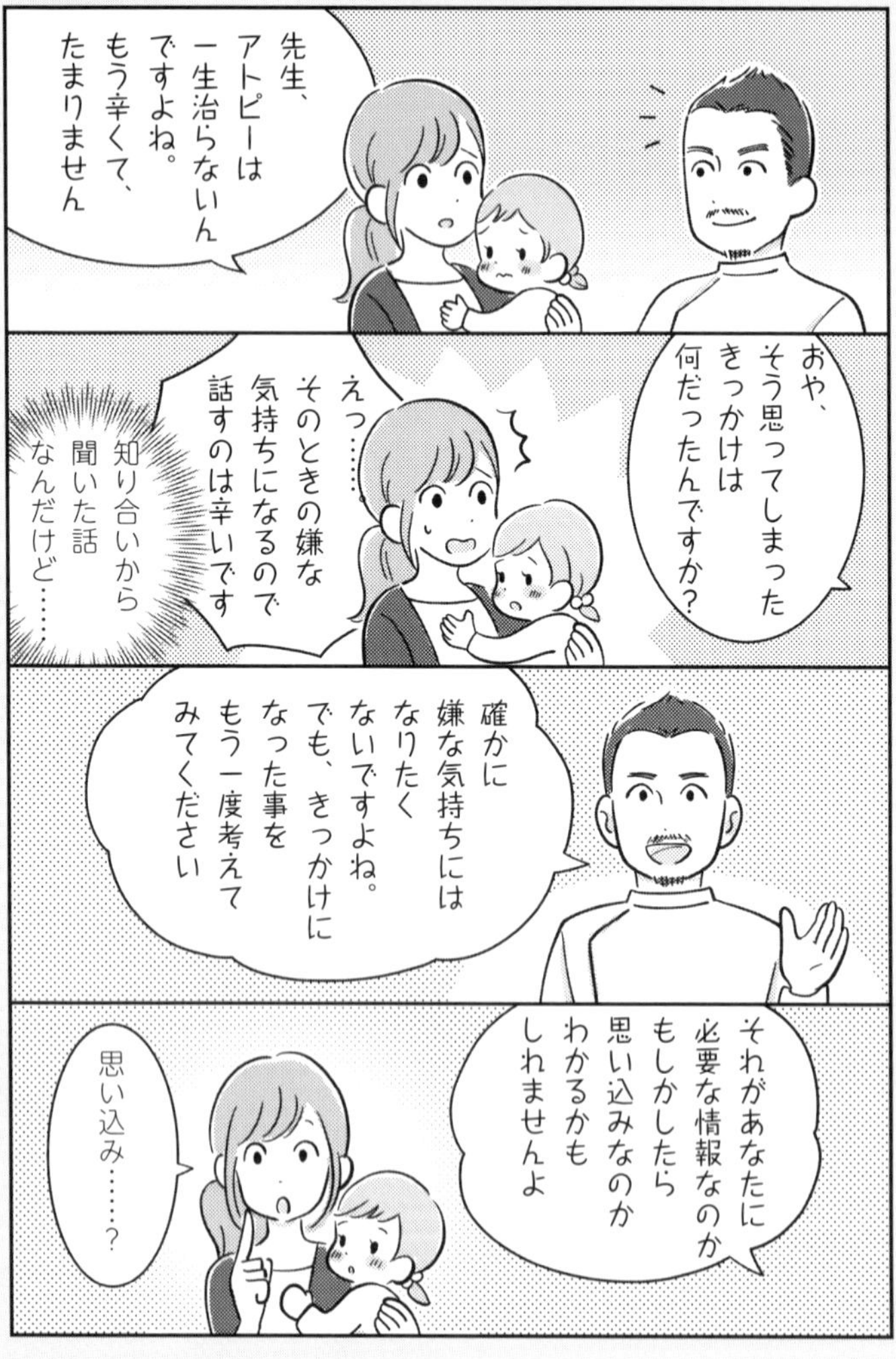

先生、アトピーは一生治らないんですよね。もう辛くて、たまりません
おや、そう思ってしまったきっかけは何だったんですか？
えっ……そのときの嫌な気持ちになるので話すのは辛いです
知り合いから聞いた話なんだけど……
確かに嫌な気持ちにはなりたくないですよね。でも、きっかけになった事をもう一度考えてみてください
それがあなたに必要な情報なのかもしかしたら思い込みなのかわかるかもしれませんよ
思い込み……？

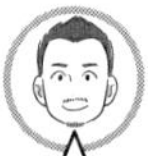

きっかけとなったでき事を考えてみる

当院に来ているあとぴっこママたちからのお話です。子どものアトピーで、心配や不安な気持ちがあると、毎日インターネットなどで様々な情報を集めてばかりいたそうです。ただ、調べれば調べるほど、アトピーに対する情報が多すぎるために、混乱して思考がまとまらなくなって、さらに心配や不安を助長していたそうです。インターネットでアトピーを調べた後はどっと疲れ、余計に心配と不安が膨らんでいたと、ほとんどのママが共通しておっしゃっていました。

心配や不安は人それぞれ違います。
心配や不安は漠然としたものです。

そのため、あなたにとっての心配や不安を、できるだけ詳しく明確にする必要があります。現在抱えている、心配や不安には、心配や不安になるきっかけとなったでき事が、誰にもあります。そのきっかけとなったでき事はひとりひとり違います。インターネットには、あなたの心配や不安を完全に解消する答えはないのです。あなた自身が心配や不安のきっかけとなったでき事を明らかにしない限り、心配や不安の正体はずっとわからないままになってしまうかもしれません。

ある、あとぴっこママは、「この子のアトピーはずっとこのままかもしれない」と心配していました。『ずっとこのままかもしれない』ことばかりを考えているときは、心配が膨らんだ毎日を送られていました。そのような毎日から抜け出すために「ずっとこのままかもしれない」と心配になったきっかけを考えてくれました。すぐに答えは出ませんでしたが、ある日、ママが話してくれたのです。

「そう言えば、わたしは元々、この子の荒れた肌を気にしていなかったのです。どうして気になり始めたのか考えたとき、ショッピングモールの赤ちゃんルームにオムツ交換に行ったときのでき事を思い出しました。隣になった赤ちゃんが同じくらいの月齢で、その赤ちゃんのお母さんが、うちの子の赤くなった肌を見て「ここ、どうしたの？　大丈夫？」って声を掛けてきたんです。自分が気にしていなかっただけに、不意に知らない人に言われてドキッとして、気にしていない自分をダメな母親に感じました。知らない人に気にされたから、外で子どもを見られる度に、何か思われたり言われるんじゃないかって考えるようになりました。それからですね。わたしが子どもの肌を気にするようになったのは」

きっかけを思い出したママ。「そうだ。わたし、元々子どもの肌を気にしていなかったんだ」と、嬉しそうに笑いました。きっかけを思い出したことで、気にしていなかった頃の自分のことも思い出せたママ。きっかけとなったでき事は、本当に必要な情報なのか？　または不要な思い込みなのか？

このママのように、きっかけを言語化していくことで、自分にとっては不要な思い込みに気づくことがあるかもしれません。

では、そのことも踏まえて、少し一緒に考えてみましょう。実際に当院に来ているママたちにしている質問です。

あなたにとって、アトピーの定義を教えてください。
具体的に、アトピーはどういうものだと思っていますか？
そう思うようになったきっかけは何ですか？
あなたはなぜアトピーを治したいと思ったのですか？
治らなかったらどうなると思っているのでしょうか？
あなたにとって治るとは具体的にどういうことですか？
あなたにとって「治った」と言える基準はどういう状態を言いますか？

すぐに答えは出ないかもしれません。でも、それで構いません。当院に来ているママたちは、自分の納得する答えが出るまで何度も考えます。考えることで、今まで当たり前だと思っていたことは、もしかすると事実ではなく、ただの思い込みなのかもしれないことだと気づき、他の選択肢や可能性の存在を認めることに繋がっていきます。このように思い込みに疑いを挟んで、具体的にしていくことで、ママ自身が自分の本当の考えに気づくことができます。他所からの情報ではなく、自分から出現した考えは、純粋な自分の方向性です。あなた自身の方向性をもとに情報収集を行うと、たとえ情報量が多くても混乱は減り、心配や不安も小さくなります。

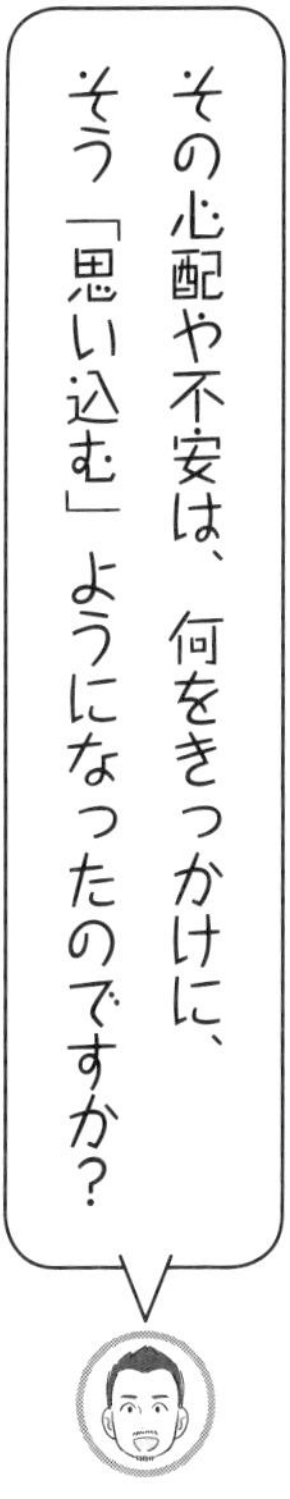
その心配や不安は、何をきっかけに、
そう「思い込む」ようになったのですか？

ステップ3 脳の空白を埋める

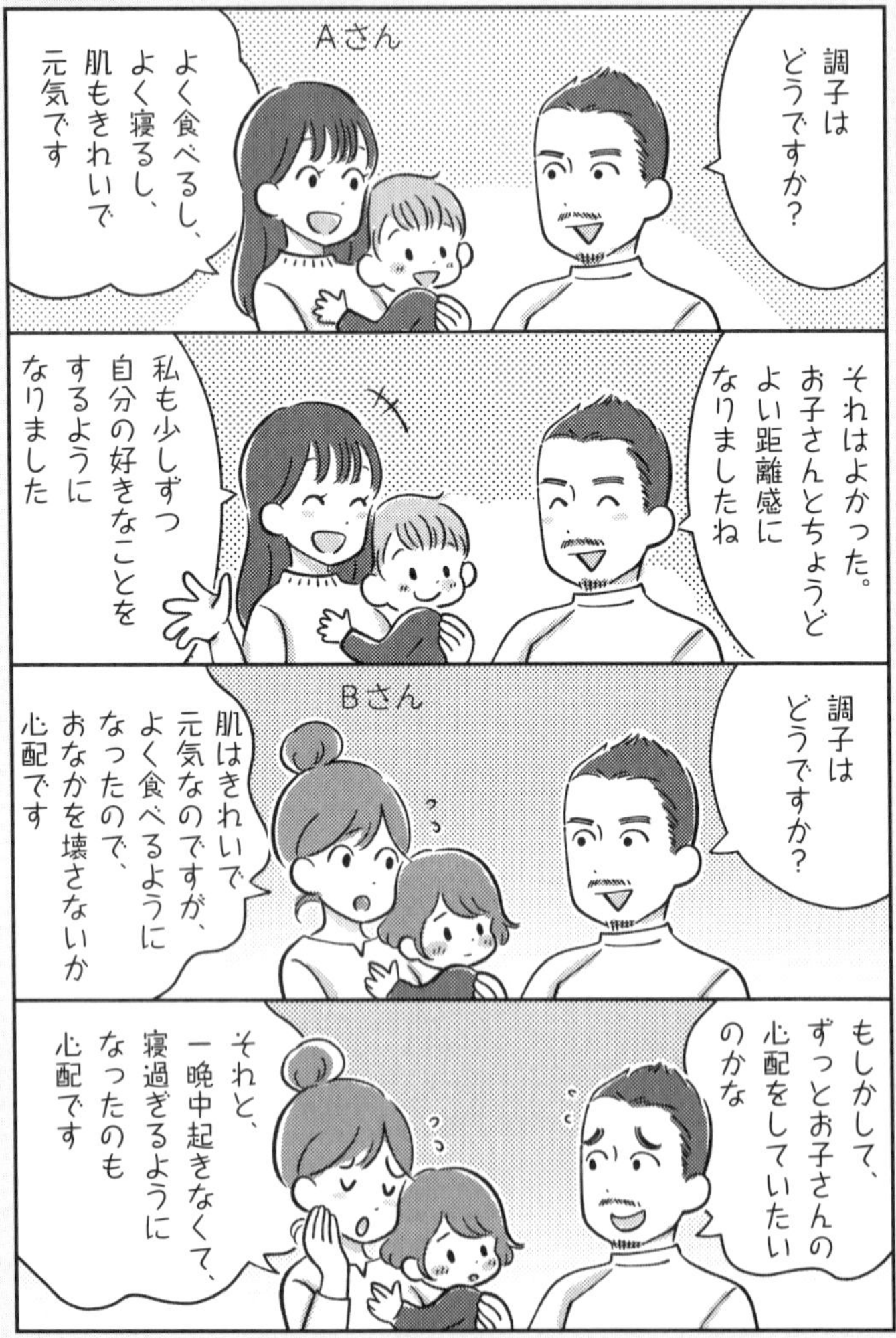

心配や不安がなくなったときに、そのなくなった部分に何を入れるか？子どものアトピーが治ったときの準備を今からしておく

インターネットでアトピー情報を長時間検索したり、病院や鍼灸院を探して通ったり、良いと聞けば食品やサプリを取り入れたり、地方の温泉を巡り歩いたりなど、多くのママは子どものアトピーを治すために、膨大な時間とエネルギーを使っています。現在のあなたも、子どものアトピーの心配や不安に対して、膨大な時間とエネルギーを使っているかもしれません。しかし、アトピーの改善や子どもの成長によって、ママが子どものアトピーに手をかける必要がなくなるときは、いつか必ず訪れます。そのときに、今まで子どものアトピーのために、あなたが使っていた膨大な時間とエネルギーは、丸ごとなくなるのです。つまり、

ぽっかりと空白ができるということです。

「あなたは、その空白に何を入れたいですか？」

これは、子どものアトピーに手をかける必要がなくなるときがくる前に、必ず考えておいていただきたいのです。なぜなら、脳は『刺激を好み』『空白や退屈を避ける』特性があるからです。「夢や希望や楽しいこと」を想像するのは脳が好む刺激になります。そして厄介なことに「心配や不安」も、脳にとっては刺激的で大好物なのです。脳からすれば、「夢や希望や楽しいこと」も「心配や不安」も空白や退屈を避けるための、ただの刺激なのです。脳にとっては空白や退屈を埋める刺激であるならば、どちらでも同じなのです。

このお話をすると、空白になる前に自分のやりたいことや後回しにしていたこととしっかり向き合うママもいれば、「子どもが○○になってから」や「特にないです」と言って、結局自分とは向き合うことを避けるママもいらっしゃいます。
後者の場合、せっかく子どもがアトピーを治しても、新たな心配や不安を入れてしまうママが多い傾向があります。

「また、ここが赤くなりました」
「また、掻くようになりました」
「また、ここがカサカサしてきたのですが大丈夫でしょうか」
「今は調子が良くても、また、前みたいになるんじゃないかって、毎日心配で」

心配と不安は、無限にでも創り出すことは可能なことなのです。心配や不安にばかりフォーカスしてしまうことは、ママ自身の人生にとって、とてももったいないように私は思うのです。

あなたがどんな人生を送りたいかは、あなたが選択することができます。心配や不安の多い人生にすることもできるし、喜びや楽しみの多い人生にすることもできます

脳を退屈させないために、どの刺激にフォーカスするかをあなた自身が自分で選ぶ、それだけなのです。

心配や悩みがなくなった後、
脳の空白に何を入れますか？
何を入れるかは自分自身で選択して
準備することが可能です

コツ1　I《アイ》メッセージで考える

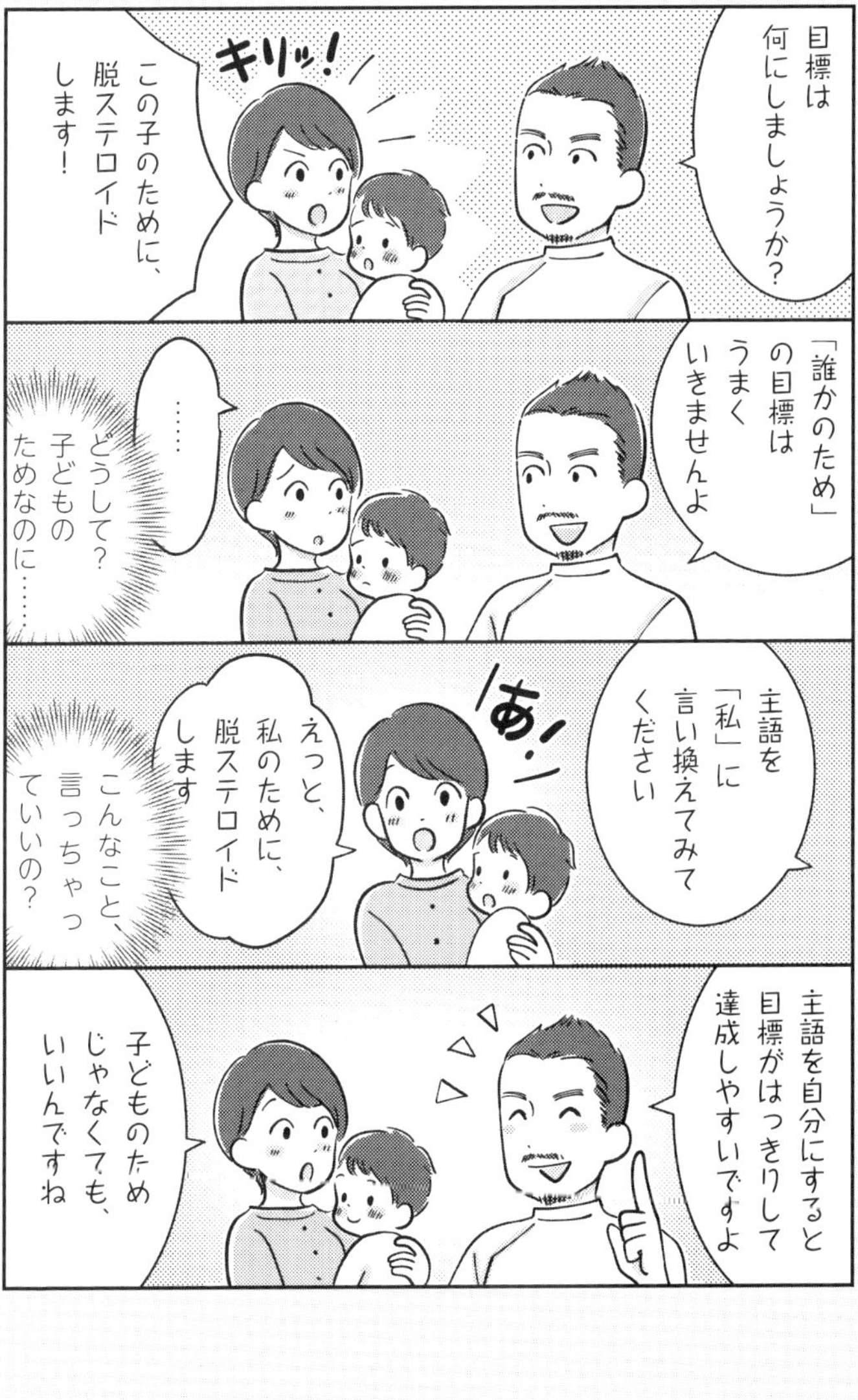
目標は何にしましょうか？
キリッ！
この子のために、脱ステロイドします！
「誰かのため」の目標はうまくいきませんよ
……
どうして？子どものためなのに……
主語を「私」に言い換えてみてください
あ！
えっと、私のために、脱ステロイドします
こんなこと、言っちゃっていいの？
主語を自分にすると目標がはっきりして達成しやすいですよ
子どものためじゃなくても、いいんですね

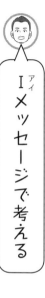

I《アイ》メッセージで考える

【誰かのため】の目標はうまくいきません。【私のため】の目標が大切です。

「この子が健康になるなら脱ステロイドをします」
「この子のために自由に掻かせます」

ではなく、

「私が楽になるので脱ステロイドをします」
「私の望む状態を手に入れるために自由に掻かせます」

と、言い換えましょう。主語が「私が」「私の」「私は」のIメッセージで考えることが重要です。主語を「私が」「私は」として伝えるとあなたの意図をシンプルに理解してもらえます。主語が「子どもが」「あの人が」「あなたが」など、自分以外の場合は、責任転嫁になり、本来の意図が伝わりにくくなります。

Iメッセージは、子どもへの指示にも使えます。「あなたが早く片付けなさい」というよりも「ママが早く片付けてほしい」と伝えたほうが、子どもはママが求めている意図がわかりやすいのです。

「早く片付けなさい」↓「僕は今、遊びたいのに、何で？」
「ママが早く片付けてほしい」↓「ママは早く片付けてほしいのか」
（ママの要求が理解しやすい。ＯＫしてくれるかＮＯと言うかは子どもの選択に委ねる）

Ｉメッセージは『意図を伝えやすく』する言葉の使い方です。目標設定では、自分自身に対しても意図を理解しやすくすることが重要です。「子どもをどうしたいか」ではなく、「私がどうなりたいか」が重要です。

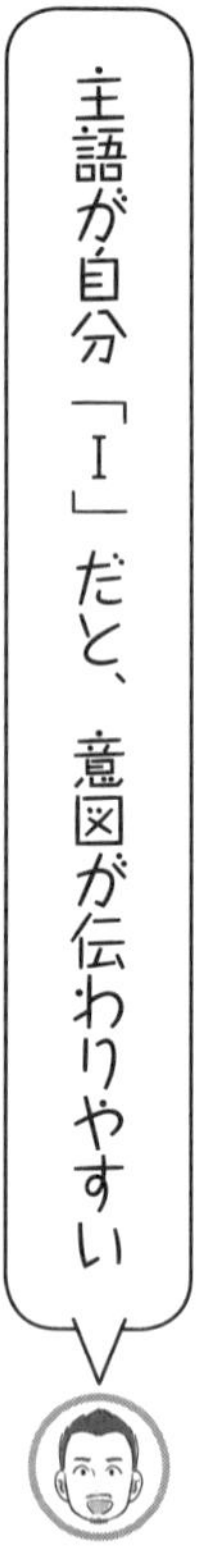

コツ2　自分の理想を語る

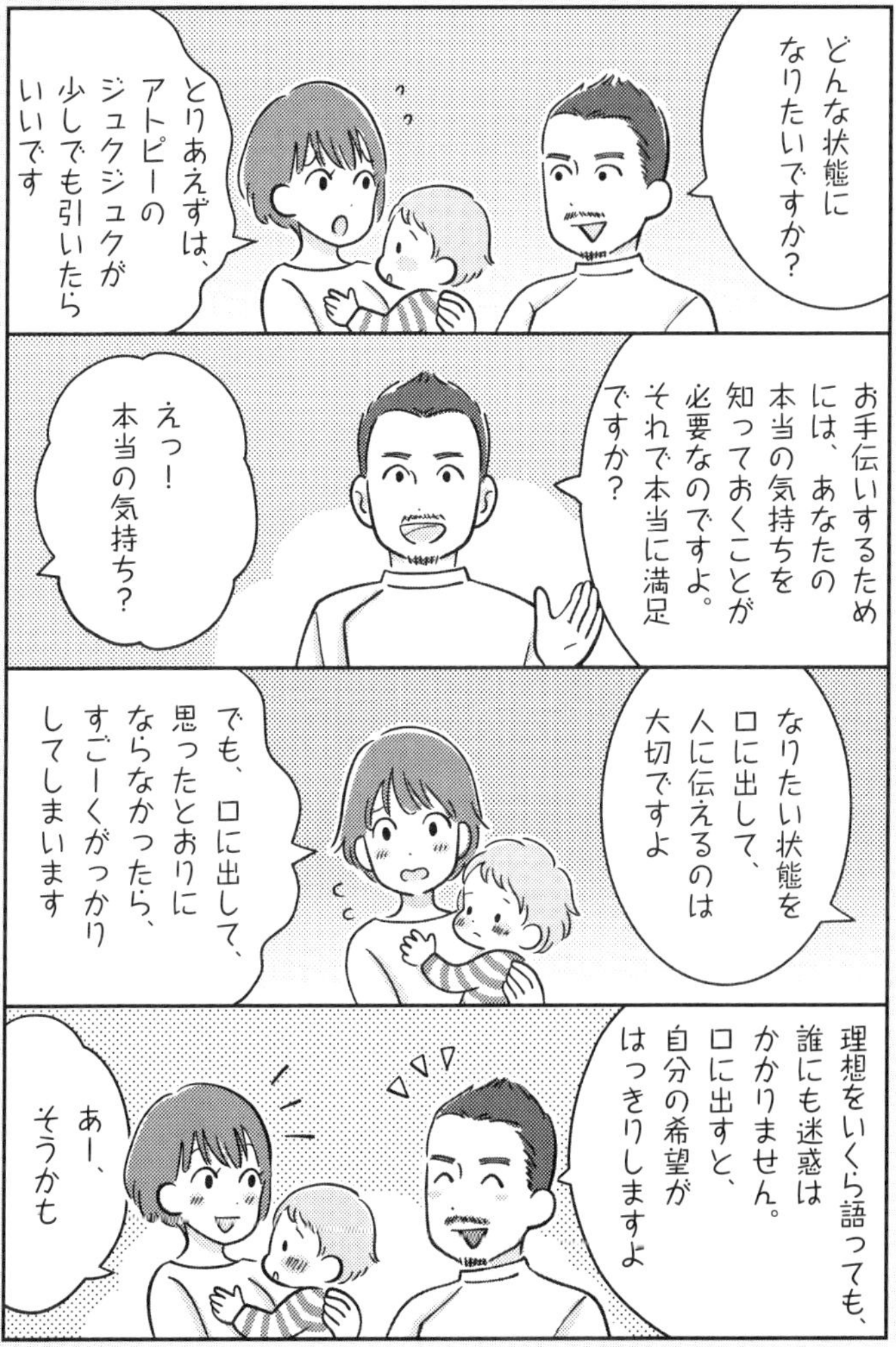
どんな状態になりたいですか？
とりあえずは、アトピーのジュクジュクが少しでも引いたらいいです
お手伝いするためには、あなたの本当の気持ちを知っておくことが必要なのですよ。それで本当に満足ですか？
えっ！本当の気持ち？
なりたい状態を口に出して、人に伝えるのは大切ですよ
でも、口に出して、思ったとおりにならなかったら、すごーくがっかりしてしまいます
理想をいくら語っても、誰にも迷惑はかかりません。口に出すと、自分の希望がはっきりしますよ
あー、そうかも

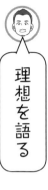

理想を語る

あとぴっこママは、理想を語ることに抵抗を感じている方も少なくありません。理想のはずなのに、「まあ、このくらいでいいです」「これ以上は無理かもしれないから」と、制限をかける方も少なくありません。制限をかける理由をお伺いすると、

「理想を考えても、その期待を裏切られたら嫌だから」
「子どものアトピーは一生治らないってインターネットに書いていたから」
「もう治ることは諦めているから」

と、自分の理想に制限をかける理由もママそれぞれです。しかし、目標設定を

するにあたっては、理想を語ることは必要です。本来、理想を語ること自体にデメリットはありません。良いことしかありません。理想を語ると未来に期待が膨らみ、良い気分になれます。理想を語ることから、自分がどういう状態になりたいかのイメージが生まれます。理想を語らないうちは、あなたがどういう状態になりたいかをあなた自身も理解できていないために、状態が改善していることに気づかないこともあります。それは、非常にもったいないことです。

理想を語ることによって、あなたが納得して満足できる着地点を知ることができます。着地点がわかると、目標に向かっての具体的な行動方法が見えてきます。あなたが納得して満足できる状態を、あなた自身が知っておくことが目標設定では不可欠なのです。未来のことは人間である私たちには知り得ません。

子どもがアトピーであることに将来の不安を感じて苦しいのなら、不安を手放しても良いのです。理想を語り、未来に希望を持っても良いのです。

当院に来ているママたちには、ママが思い描く子どもの理想の未来と、ママ自身の理想の未来を語ってもらいます。

「こんな肌質になってほしい」
「子どもと○○したい」
「家族で○○行きたい」
「友だちと○○したい」
「自分ひとりで○○に挑戦したい」
「○○を学びたい」

最初は難しく感じる方もいるかもしれません。現在に心配や不安があるのだから、未来を考えることに抵抗があるのは当然の反応です。だから、抵抗が少ないところから、理想の未来を考えるママが多いです。一度理想を語る許可を自分に出すことができた方は、次から次へと理想の未来が溢れてきます。

もし、何の制限（お金、環境、時間、人間関係など）もなかったら、あなたはどんな状態になりたいですか？

コツ3 肯定語に言い直す

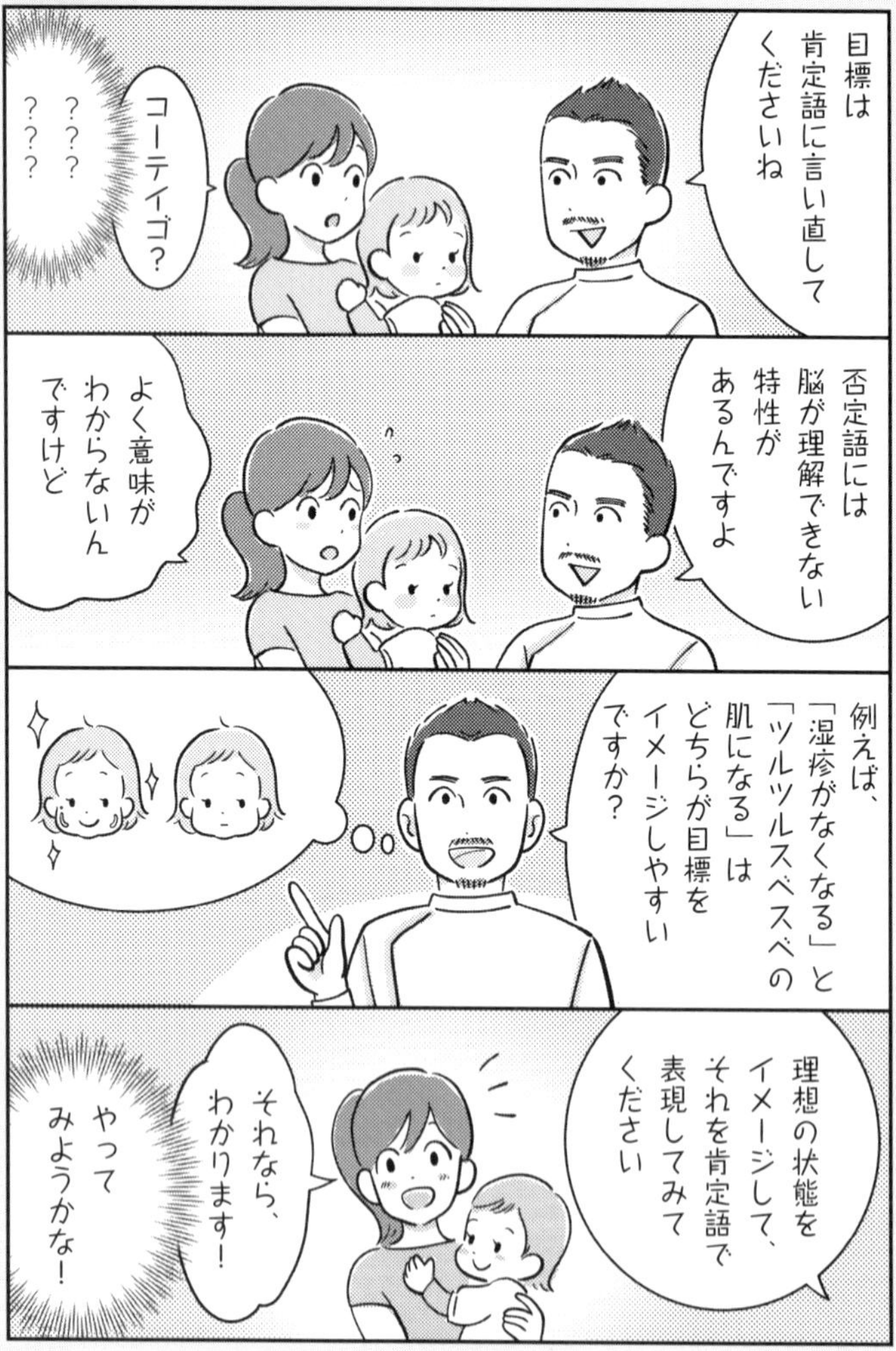
目標は
肯定語に言い直して
くださいね
コーテイゴ?
???
???
否定語には
脳が理解できない
特性が
あるんですよ
よく意味が
わからないいん
ですけど
例えば、
「湿疹がなくなる」と
「ツルツルスベスベの
肌になる」は
どちらが目標を
イメージしやすい
ですか?
理想の状態を
イメージして、
それを肯定語で
表現してみて
ください
それなら、
わかります!
やって
みようかな!

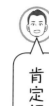

肯定語に言い直す

脳は否定語を理解できない特性があります。そのため、目標設定では肯定語に言い直します。否定語は具体的に望む状態をイメージすることに向かない特徴を持っています。

例えば、動物のキリンを言葉で説明するときに、あなたはどのように説明しますか？「首の長い動物」や「背の高い動物」「網目模様のある黄色っぽい動物」などが一般的な説明だと思います。

これは、肯定語で説明されているので、何となくでもキリンという動物のイメージはしやすいはずです。

では、否定語でキリンを説明すると、どうなるでしょうか。「ゾウよりも鼻が長くない動物」「犬よりも背が低くない動物」「空を飛ばない動物」「肉を食べない動物」「南極に住んでいない動物」「赤色ではない動物」どうですか？

否定語を使ってキリンという動物のイメージは伝わってきますか？　肯定語の表現に比べてかなり伝わりにくくなったと思います。否定語を使っての目標設定も同じです。あとぴっこママに目標をきくと、

「湿疹がなくなることが目標です」

「この子が掻かなくなってほしいのです」

「肌荒れを見たくないのです」


と、否定語で表現されることがあります。例えば、否定語である「廊下を走らない」といった張り紙は、学校などでよく見かけました。しかし、この張り紙を見るたびに、走りたい気持ちになることがある方も少なくないと思います。

そして実際に、その張り紙を見た後に走り回る子は大勢いました。「廊下を走

らない」は否定語です。「走る」ことを想像してしまいます。張り紙を書いた人は、生徒にどうしてほしかったのでしょうか？　きっと歩いてほしかったのだと思います。

肯定語で次のように書けばわかりやすく伝わります。

「廊下は歩きましょう」
「落とさないでね」（否定語）➡「しっかり持ってね」（肯定語）
「飛び出さないでね」（否定語）➡「ここで待ってね」（肯定語）
「こぼさず飲んでね」（否定語）➡「上手に飲んでね」（肯定語）

「湿疹がなくなる」と否定語で表現すると、何をイメージするでしょうか？
おそらく、湿疹をイメージしてしまうと思います。
「湿疹がなくなる」と目標設定しても、湿疹をイメージしてしまう以上、理想

の状態を手に入れることはなかなかうまくいきません。例えば、当院に来ている
ママたちはこのように言い換えました。

「湿疹がなくなる」（否定語）⬇ツルツルスベスベの肌
「肌荒れを見たくない」（否定語）⬇子どもの笑顔を見て過ごしたい
「掻かなくなってほしい」（否定語）⬇夢中で遊んでほしい

あなたにとっての理想の状態をイメージして、その状態を肯定語で表現しましょう。肯定語での表現は、子どもへの日常の声掛けにも有効です。肯定語で指示すると、ママが何を求めているのかを、子どもは理解しやすくなります。否定語は、求めていない状態を強くイメージしてしまい、あなたが求めている状態のイメージが乏しくなります。肯定語で、自分自身にも子どもにもわかりやすく伝えましょう。

あなたにとっての理想の状態をイメージして、
その状態を肯定語で表現してみましょう

コツ4 やる理由を探す

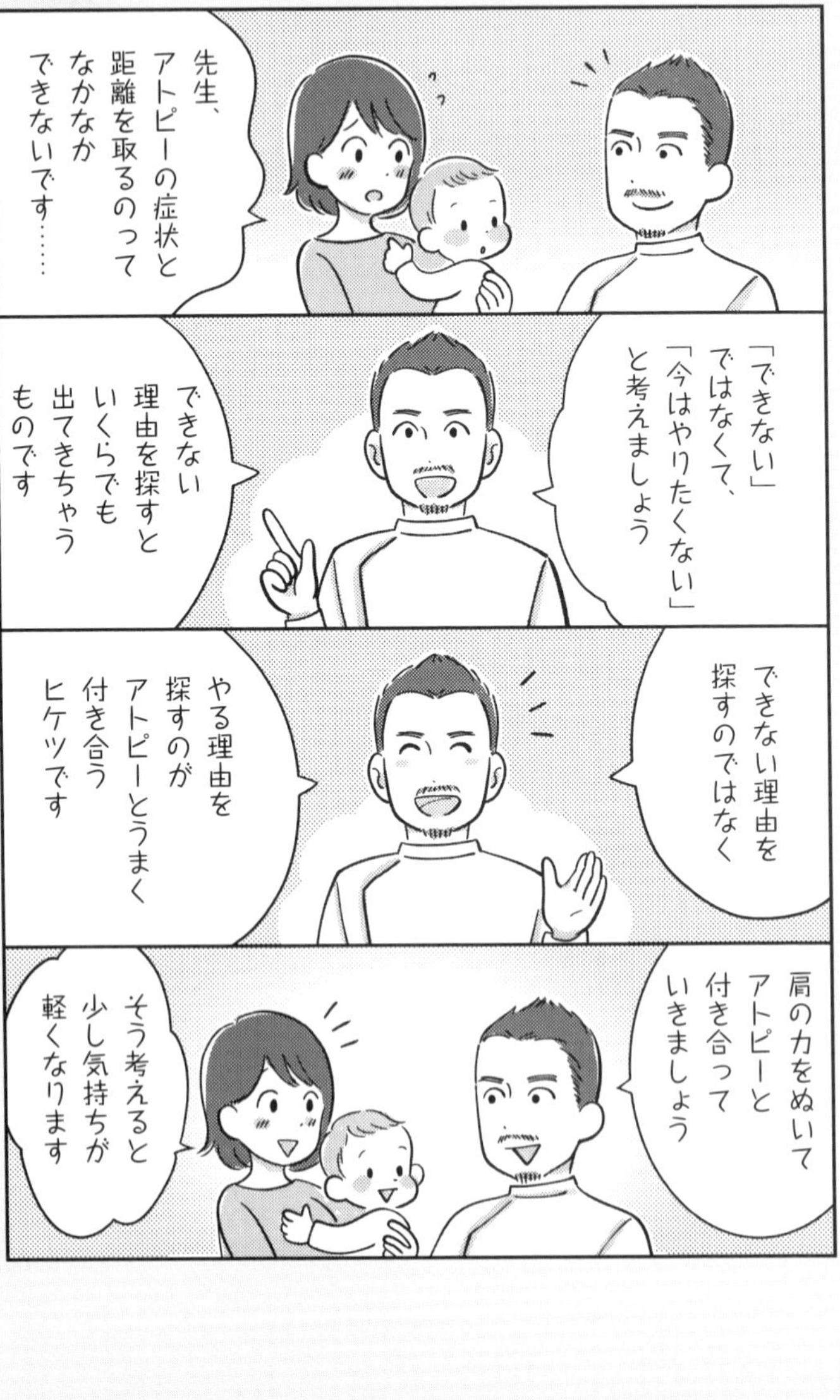
先生、アトピーの症状と距離を取るのってなかなかできないです……
「できない」ではなくて、「今はやりたくない」と考えましょう
できない理由を探すといくらでも出てきちゃうものです
できない理由を探すのではなく
やる理由を探すのがアトピーとうまく付き合うヒケツです
肩の力をぬいてアトピーと付き合っていきましょう
そう考えると少し気持ちが軽くなります

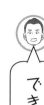

できない理由は無限に出てきます

できない理由は無限に作り出すことが可能です。目標を設定していく中や、望む状態を手に入れる行動において、できない理由を探す方は少なくありません。

「アトピーだからできない」
「痒がっているからできない」
「寝不足だからできない」
「子どもが泣くからできない」
「時間がないからできない」
「お金がないからできない」
「女性だからできない」

「子どもがいるからできない」
「夫がいるからできない」
「気分が乗らないからできない」
「忙しいからできない」
「暇だからできない」
「私には向いていないからできない」
「今日の天気が晴れているからできない」
「今日は雨だからできない」

できない理由は、その気になれば永久に探し続けることが可能なのです。本当に変化を望むなら、できない理由を探すのは、時間の無駄です。私には必要ない。私には関係ない。私には当てはまらない。そんな風に切り捨てずに、もしかすると私に必要な行動なのかもしれないと、「やる理由」を探してみましょう。「できない」は、可能性の放棄（可能性ゼロ）、責任転嫁、本音隠しの言葉です。「やりたくない」は、可能性の選択（可能性はある）、責任は自分、本音を見せる言葉です。

「できない」と言いかけた場合、「今はやりたくない」と言い直してみてください。それだけでも、可能性が生まれます。あとは、いつやるか、今はやらないかの選択だけです。あなたが「いつやるのか」、それとも「今はやりたくないのか」。それを考えることが重要です。

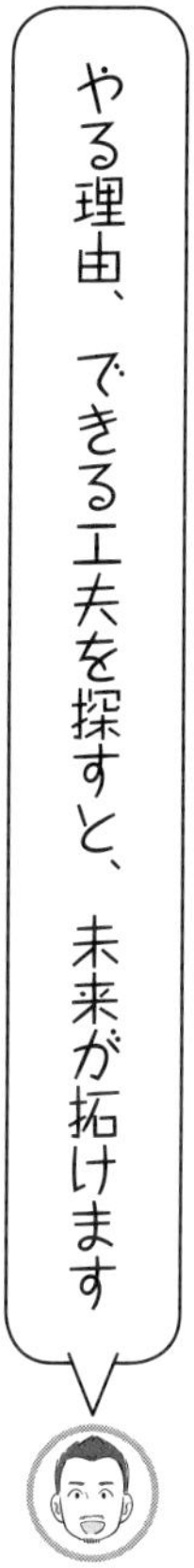
やる理由、できる工夫を探すと、未来が拓けます

【不安を軽減する3つのステップ】と【なりたい私になる4つのコツ】をお伝えさせていただきました。しかし、そうは言っても、子どものアトピーの悩みに対して渦中のママは、「私には合わない」「無理だ」「できない」などの心の声が出てくるかもしれません。それはそれで構いません。心の声が聴けること自体が素晴らしいことです。

そのようなあなたにこそ、

「合わない」➡「合わないと思いたい」
「無理だ」➡「無理だと思いたい」
「できない」➡「できないと思いたい」

と、試してみるチャンスかもしれません。是非、声に出して、「合わないと思いたい」「無理だと思いたい」「できないと思いたい」と言ってみてください。3つのステップと4つのコツが理解できたら、もう一度、質問の答えを考えましょう。

「今、私は何に悩んでいて、その悩みがなくなると、どんな人生を送ることができるのか？」

子どものアトピーは子どもに任せて、あなたはあなたの人生を、子どもは子どもの人生を歩むことが大切だと私は考えています。あなたが自分自身の人生と真剣に向き合うことで、必然的に子どもの症状と距離を取ることができます。加えて、子どもの症状が治った際には、その空白に自分の人生をしっかりとはめ込むことができます。あなたが子どもの症状に執着しすぎていると、いざ、子どもの症状が治ったときに、ぽっかりと空白ができてしまいます。

自分自身の人生と向き合っていないママの多くは、その空白を埋めようと、躍起になって別の症状や悩みを探し続けてしまうことが多いのです。そのことは、子どもたちと向き合っている鍼灸師の立場から見て、せっかく子どもの症状がママの手を離れようとしているのに、とてももったいないように思うのです。

子どものアトピーは子どもに任せていいのです。
あなたはあなたの人生を楽しんでもいいのです。
子どものアトピーを手放していいのです。
あなたは楽に穏やかに子どもを見守っていていいのです。

アトピーの子どもとしてではなく、あなたのひとりの子どもとして、肌ではなく、お子さんの表情を見ながら子育てをしていただければと思います。それでも、ここまでお伝えしたことに対して「私には合っていない」「信じられない」「私には無理だ」「できない」「やりたくない」などの思いが出てくるかもしれません。それはそれで構いません。まずは、その思いがあることを自分自身が認めることから始めてみましょう。

子どもがアトピーでもそうではなくても、あなたのやりたい子育てをしてください。子どものアトピーで、あなたの人生を後回しにする必要はありません。あなたのための、あなた自身の人生を歩んでください。

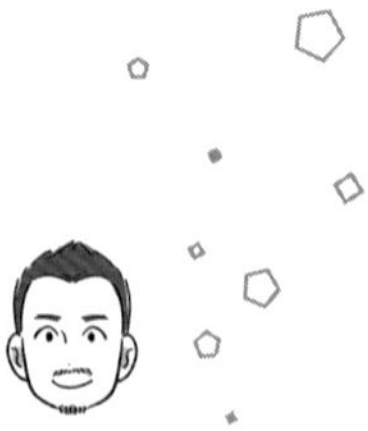

第5章

脱ステロイドした、あとぴっこママの声

私個人としては、ステロイドと脱ステロイドのどちらかが正解だとは考えていません。しかし、脱ステロイド治療の情報があまりに少ない現状を考慮して、脱ステを「選択」したママたちの声をご紹介いたします。

初診時0歳3か月　男児K・Hくん

（写真／66ページ）

Q① 薬（ステロイド）をやめると決めたきっかけや理由は何ですか？

……一番最初に病院に行ったときに、1週間ぐらい塗ると治ると言われ、使いましたが、使ったときはきれいになってもやめるとまた肌荒れが出て、酷くなっていくような気がしたから。ずっと塗り続けることで大人になってもやめれないんじゃないかと怖くなったから。

Q② ステロイドをやめるにあたって、どのような不安がありましたか？

……本当にやめることが正解なのか。塗っていればきれいなのでいつかきれいになるんじゃないか。塗らなければ酷くなって、その時どうすればいいのか。

Q③ 刺さない小児はりを取り入れたことで、お子さんとママ自身にどのような変化がありましたか？

……一番最初に受けたとき、息子の体がふわふわであったかくとてもよく寝れました！　そして抱っこしやすかったのにびっくりしました。赤ちゃんでも小児はりをしているとき、とても気持ち良さそうにしているのがわかりました！　よく寝たり、お通じがよく出たりのオプションもあって、私がとても楽になりました！

Q④ 気持ちがブレたり不安になったときに、どのように乗り越えましたか？

……心配なことを口に出すのが不安だったのが、話を聞いてもらうことで気持ちが楽になりました。肌荒れが酷くなったと思ったときに、「出している」と思えてからとても気持ちが軽くなりました。

⑤アトピーなどの子どもの悩みがなくなった今、その空白に何を入れましたか？

……とにかく自分のやりたいことをしています。

⑥子どものアトピーで悩んでいた頃と比べて、一日の過ごし方はどのように変わりましたか？

……朝起きて、まず肌の確認をしていたのが、今は全くしません。子どもの肌中心だった生活、「肌しか見ないで、保湿とか、服の生地選びとか」から、自分ペースの生活になりました。

⑦渦中にいるあとぴっこママにメッセージをお願いします。

……自分も肌ばっかりのしんどいときがあったので、まずは本当にママが治療をして体の疲れをとってほしいです！　体が軽くなるのに気づいたらそこから気持ちが楽になりました！　不安なことはどんどん口に出して、先生に聞いてもらったらいいと思います！　発想が変わるから。

初診時0歳3か月　男児　N・Mくん

（写真／66ページ）

Q1 薬（ステロイド）をやめると決めたきっかけや理由は何ですか？

……初めてステロイドを塗った夜、なかなか治らなかった肌荒れが次の日の朝にはきれいに治っていたことに違和感を感じました。その後も1週間ほどは塗りながら様子を見ていましたが、治ってもすぐ肌荒れは出てきて、今後もその度にステロイドを塗り続けていくのかなと不安を感じていました。

Q2 ステロイドをやめるにあたって、どのような不安がありましたか？

……かかりつけの小児科や近くの皮膚科、市でしている検診など、どこへ行っても子どもの肌荒れを見て、ステロイドをすすめられることが多かったのが現状でした。夕部先生のステロイドの話を聞いて理解したうえで、脱ステを決意しましたが、やはりお医者さんに行く度に言われると、自分の判断は本当に正しかったのかと不安になりました。

Q③ 刺さない小児はりを取り入れたことで、お子さんとママ自身にどのような変化がありましたか？

……薬に対する考え方が変わりました。それまでは、少しでも不調があれば、すぐに病院へ行き、薬をもらって飲ませることが、大切だと思っていました。が、子どもをよく見て、子どもの自然治癒力に任せる部分があってもいいのではないかなという意識に変わりました。

Q④ 気持ちがブレたり不安になったときに、どのように乗り越えましたか？

……ありがたいことに週3回は小児はりに通える環境にいたので、どんな小さな不安でも夕部先生に話していました。

漠然とした不安のままだと、どんどんその不安を悪い方向に勝手に自分で膨らましてしまうのが癖になっていたので、話を聞いてもらうことで、「何が不安なのか」「どうなることが不安なのか」など、不安の原因を明らかにしていきました。すると、それは不要な不安だったり、その不安を取り除くためにできることが自ずと見えてきたりしました。

Q5 アトピーなどの子どもの悩みがなくなった今、その空白に何を入れましたか？

……自分が子育てを理由に諦めていたことを真剣に取り組む時間を作りました。

具体的には、子どもを産む前にストレス発散でよく作っていたパン作りをすることを子育ての大変さを理由に諦めていました。

なので、子育てに追われる毎日でなかなかうまく気分転換ができず、思考もネガティブになりがちだったように思います。

そこで、本気で自分のしたいことを探し直した時に、子どもを産む前は、ただ自分が食べたい好きなパンを作ることが好きだったのに、今は子どもが食べて喜びそうなパン、子どもと読んだ絵本に出てくるパンを作りたいなとどんどんやりたいことが見つかっていきました。パンをこねている間は、子どもも同じ部屋にいますが、自分ひとりの世界というか、すごく自分が好きなことに一生懸命になれる時間は、一日の中でたとえ30分でもとてもありがたく、子どもと関わる心の余裕が生まれました。

Q6 子どものアトピーで悩んでいた頃と比べて、一日の過ごし方はどのように変わりましたか？

……小児はりに週３回通っていたときは、いつも子どものお昼寝後の夕方に通っていたのですが、通うことで精一杯でなかなか子どもと遊ぶ時間を持てませんでした。でも、小児はりを卒業した今、その夕方の時間は子どもと夕焼けを眺めながらお散歩する私の一番幸せな時間に変わりました。

Q⑦ 渦中にいるあとぴっこママにメッセージをお願いします。

……自分で選択した方法に自信を持ってください！　子どもの自然治癒力を信じてください！　今アトピーで悩んでいる毎日が、将来子どもとの良い思い出となる日を心から祈っています。

初診時0歳5か月　男児　R・Oくん

（写真／66ページ）

Q1 薬（ステロイド）をやめると決めたきっかけや理由は何ですか？

……私はもともとステロイドに対して知識がなかったのですが、息子に乳児湿疹が出たときに、私の母親や主人に「そんな強い薬を赤ちゃんに使って大丈夫？」と言われて、【疑い】が始まりました。

そうは言われたけれど、お医者さんが大丈夫とおっしゃるなら……と恐る恐る、ちょびちょび使っていました。それがよくなかったのか、なるべく塗りたくなくて治ったかな？　と思ったらすぐやめて、するとまた赤くなるのでまた塗って、を繰り返しているうちに、毎日ステロイドと肌の赤みのことを考えるのが嫌になりました。

Q2 ステロイドをやめるにあたって、どのような不安がありましたか？

……この選択は正しいのか、間違っているのか全くわからなかったことです。ネットを見ると両極端な意見があって本当にわからなかったし、すべてを自分の責任で決めないといけない、ということもすごく不安でした。

Q3 刺さない小児はりを取り入れたことで、お子さんとママ自身にどのような変化がありましたか？

……脱ステを選択しようと決めましたが、自分ひとりだけのやり方ですするには不安でした。ネットだけではなく実際に会って話をして、息子の肌の状態の経過を一緒に見守ってくださる方がいて、それだけで心強かったです。小児はりは薬のように目に見えて効果はありませんが、ひとりで脱ステするだけよりもよっぽど気持ちは楽になっていたと思います。

息子に対しても初めは顔の赤みを気にする毎日でしたが、だんだんと気にならなくなりました。息子を肌荒れだけでなく、全体を見るようになったと思います。

Q④ 気持ちがブレたり不安になったときに、どのように乗り越えましたか？

……ブレることは何度も何度もありました。その度にこの選択は間違っていないかな？ と不安になりました。

けど、さっきも述べたように、週に何回もゆうべ先生方と会ってお話しして、先生はそれが正しいとか、間違ってる、とか断定した言い方はしないけれど、私の気持ちをギリギリ安定したところに留めておいてくれていました。その先生のやり方で、乗り越えられたと思います。ひとりでは途中で断念していたと思います。

Q5 アトピーなどの子どもの悩みがなくなった今、その空白に何を入れましたか？

……外にたくさん出かけるようになりました。また、私自身がやりたかったこともできるようになりました。

Q6 子どものアトピーで悩んでいた頃と比べて、一日の過ごし方はどのように変わりましたか？

……外にたくさん出かけるようになりました。

Q7 渦中にいるあとぴっこママにメッセージをお願いします。

……とにかく不安だと思います。他人とも比べたくなると思います。出口のない、暗いトンネルに入り込んだみたいだと思います。でも、ゆうべ先生がその真っ暗なトンネルから出口の方まで、一緒に導いてくれると思います。ひとりで悩まないでください。

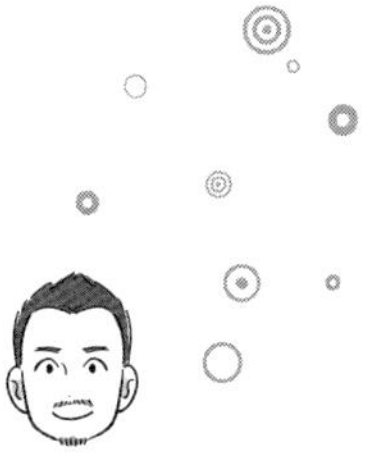

初診時3歳　男児　H・Mくん
1歳　女児　N・Mちゃんの兄妹
（写真／67ページ）

Q1 薬（ステロイド）をやめると決めたきっかけや理由は何ですか？

……自分がアトピーで嫌な経験をした事もあって、肌をきれいにするステロイドは大事だと思っていました。でも、ふたり分の保湿薬とステロイドを、お風呂上がりの嫌がる子どもを押さえながら塗るのが徐々に辛くなってきたとき、ＳＮＳで脱ステでアトピーが改善した症例を見つけたんです。そこによく知っている子も症例として出ていて、その子はアトピーとは縁のない子だと思っていたので、きれいな肌に凄く衝撃を受けました。アトピーは大人になるまで付き合わないといけないと思っていたので、何で急にきれいになったんだろうとも思いました。そして皆が、一年程度で改善しているのを見て、期間の短さに本当に驚きました。もしこんなに変われるなら、一年だけ試してみよう、変わらなかったらステロイドに戻ろうと決めて期間限定で脱ステを始めたのがきっかけです。

Q2 ステロイドをやめるにあたって、どのような不安がありましたか？

……夕部先生のブログや他の脱ステの症例を見て、ジュクジュクの肌に子どもがなったときに、心から子どもを愛せるかどうか凄く不安でした。なので、そこは何度もイメージトレーニングをして、夫にも写真を見せて大丈夫かどうか家族で受け止められるか確認して始めました。

Q3 刺さない小児はりを取り入れたことで、お子さんとママ自身にどのような変化がありましたか？

……アトピーの改善はもちろん、息子も娘も気が強く、ふたりでよく喧嘩をしたりかんしゃくを起したりしていましたが、施術をしてもらった日は割と穏やかに過ごせる時間が多かったです。私も脱ステを一緒に見守ってくれている先生方がいる事がとても心強く、リバウンドを乗り越える事ができました。ときどき、私も夫も施術をしてもらっていたので、家族全体を整えていただきました。

Q4 気持ちがブレたり不安になったときに、どのように乗り越えましたか？

……私は、気持ちがよくブレていたと思います。息子と娘の集団検診も脱ステ中で、ふたりともボロボロの肌だったので、脱いだ時に周りのお母さんたちに何て言われるかな、ヒソヒソされないかなと直前まで悩んでたり、別室睡眠をしたときもぐずって何度も起こされてヘロヘロになってたり、リバウンド中には服、シーツ、カーペットにソファーまで血まみれになって掃除が追い付かず諦めそうになったり、息子のイヤイヤ期とかんしゃくに娘が一緒に泣く日々が続いて凄くイライラしていたり。

ひとつ解決したらまたひとつ問題が出てきて、何度も気持ちはブレました。その度に先生方に話を聞いてもらって、私の気持ちの確認や立て直す手伝いをしてもらいました。また、先生の勧めで自分のやりたい事を見つけて、そちらに集中した事と、一年間は脱ステをやると最初に期間を決めていたので、ここまできたのに「もったいない」と思ったのも中断しなかった理由のひとつです。

そして、何より折れそうな心を支えてくれたのは、ずっと一緒に脱ステに向き合ってくれた夫と、リバウンド中でも変わらず子どもたちふたりを「可愛い」と言って見守ってくれ、遊んでくれた周りの人たちの存在です。おじいちゃん、おばあちゃんはもちろん、ご近所の方、私の仕事仲間、その子どもたち、通りすがりの方たちなど多くの人が、他の子と変わらない態度でいてくれた事に、私も子どもたちも本当に救われました。かさぶただらけの顔の子どもたちと外に出るのは勇気がいりましたが、思っていた以上に温かい言葉を掛けてもらった事が本当に嬉しかったですし、早くきれいな肌になって、改めて見てもらおう！という気持ちが湧きました。

特に、リバウンド中でも笑顔で、息子の気持ちを優先した生活をさせてくださり、他の子と同じように接して下さった幼稚園の先生方にはとても感謝しています。別室睡眠と同時に幼稚園に入園し、幼稚園でたくさん遊び、発散させてもらい始めた春からぐっと症状が良くなりました。

⑤Q アトピーなどの子どもの悩みがなくなった今、その空白に何を入れましたか？

……私は、自分のやりたい事を仕事として続けたい思いが強くなり、そちらに掛ける時間が多くなりました。子どもたちの事を考えるときも、以前と比べて子どもがやり遂げられる力を信じて、あえてチャレンジしてもらうように考え方が変わってきたと感じています。冬になって、少しアトピーが再発していますが、以前のように赤みを気にする事はなくなり、子どもたちが自分で対処できるようにするには、どうしたらよいかを考えるようになりました。

Q6 子どものアトピーで悩んでいた頃と比べて、一日の過ごし方はどのように変わりましたか？

……私は、私のやりたい事をする時間が増えました。子どもたちは、夜ぐっすり眠るようになり、外で過ごす時間も意識して増やしています。息子は痒くなっても「かさぶたになって、寝たら治るから大丈夫！」とリバウンドからの回復が自信になり、アトピーとも距離が取れるようになりました。「痒いーっ！掻いてー!!」と泣いて、痒みに振り回される事がなくなり、遊びにも集中できるようになりました。娘もアトピーはまだ少し残っているものの、気にすることなく遊んでいます。まだ、冬場はアトピーが出てきますが、親子共にあまり気にせず過ごせるようになりました。

Q⑦ 渦中にいるあとぴっこママにメッセージをお願いします。

……ステロイドを使う、使わない以外にも、あとぴっこママはいろんな選択に悩んでいると思っています。自分が決めた事が子どもの人生を左右してしまうんじゃないかというくらい。私は『治療期間の短さ』で脱ステを選びましたが、いろんな理由・選択があると思います。

もし、今リバウンド真っ只中のママがいらっしゃるなら、きっと凄く大変だと思います。私もリバウンドしている頃の記憶はほとんど思い出せないくらい、「大変だった」思いしかありません。

そんな中で、私が脱ステ中に意識していた事のひとつに、〝子どもの笑顔の写真をたくさん撮る〟という事があります。ふたりとも症状が顔にも出ていたので、リバウンドの時はかさぶただらけです。でも、きれいになって将来アトピーだった事を忘れたときに「お母さんはちょっと大変だったけど、あなたたちは笑って乗り越えてたよ」と伝えられたらな、と思ってたくさん写真を撮っていました。他の人から見たら、びっくりする写真かもしれません。でも、かさぶただらけの笑顔は、あの時も今も凄く可愛いと感じています。

脱ステ中でも、私たちにとって娘の1歳と息子の3歳は一度だけです。血だらけになるから、とオシャレをしない事も考えました。嫌な言葉を投げられるかも、と外に出ることも躊躇しました。

でも、たった一度の時間を大事にしようと思ったら、家族で出かけて思い出を作ったり、いろんな人たちと関わってたくさん周りの人から学んでほしいと、一緒に外に出る事を決めました。そして、想像以上に外の世界は優しかったです。

今度は、私があとぴっことママを外で待っている番です。子どもたちの停滞期のとき、私が大好きな事、あとぴっこが大好きな事、お互いに好きな事を楽しむようになったら、私も息子も娘も気がついたときには肌がきれいになっていました。

もし、外に出る事を躊躇されるときには、街のどこかにあとぴっこママ仲間がいる事を思い出して、一歩に繋げてもらえたらと思います。皆さんが、少しでも早く笑顔でアトピーを振り返られますように。心から応援しています。

初診時3歳　男児　R・Mくん

（写真／67ページ）

Q1 薬（ステロイド）をやめると決めたきっかけや理由は何ですか？

……ステロイドを塗っていても改善してると思えませんでした。塗り続ける日々に疑問を感じつつ、やめたいと思っていたところに、ゆうべ先生との出会いがあり、これでやめられるのではと希望を持ちました。

Q2 ステロイドをやめるにあたって、どのような不安がありましたか？

……ステロイドをやめると、元々の肌荒れに加えて今まで薬を塗った分も反応として現れるだろうと思ったので、どれだけ荒れるだろうかと不安はありました。

Q3 刺さない小児はりを取り入れたことで、お子さんとママ自身にどのような変化がありましたか？

……私もですが子どもも、薬を朝晩塗らなければいけない負担は大きかったんじゃないでしょうか。

そして私は、この選択にたどり着けてよかったという安心のような気持ちがあり、痒みに対してだんだんと落ち着いていられるようになりました。

Q4 気持ちがブレたり不安になったときに、どのように乗り越えましたか？

……これまで、ステロイドを〝塗らない〟と決めていた期間を経てその後〝やっぱり塗ってしまった〟と葛藤してきたので、もう今回ブレたりはしませんでした。でも強い痒みが続いて夜中に起きて掻いていた日々は、とても辛くてしんどくて夜が怖かったぐらいです。でも明日もゆうべ先生に診てもらえる、大丈夫ですよと言ってもらえる、と心を強くしていました。大げさではなく、ほんの少しずつでも良い変化があることを言ってもらえることで私も大丈夫だと信じられていました。

Q5 アトピーなどの子どもの悩みがなくなった今、その空白に何を入れましたか？

……子どもが寝たら「あ、寝てくれたね」とあとは自分の時間に使えるようになりました。

Q6 子どものアトピーで悩んでいた頃と比べて、一日の過ごし方はどのように変わりましたか？

……まずお風呂上がりに薬を塗るという作業がなくなったので、とても楽になりました。一日の中で、子どもの肌荒れのことを何かにつけて気にしていたのが、今は肌のことを考えることがありません。

⑦Q 渦中にいるあとぴっこママにメッセージをお願いします。

……様々な情報が入りやすいからこそ、渦中にいるときは、どんな方法を選択しているにしろ〝これでいいのか〟と自問自答する日々なのではないかと思います。私も、ステロイドは使いたくなかったのに使う選択をしていた期間がありました。でも心底納得はしていませんでした。やはり『本当はどうしたいのか』を考えて、自分のことも子どものことも信じられたらきっと楽になるのではないかと思います。できれば、それは薬という選択ではなく、小児はりのように肌も気持ちも真の意味で元気になるものであったら、お母さんも子どももたくさん笑顔になれる日はきっとくると思います。

初診時6歳 男児 Y・Nくん

（写真／68ページ）

Q1 薬（ステロイド）をやめると決めたきっかけや理由は何ですか？

……一生全身に塗り続け、保湿し続けなければいけないのか？と思ったこと、そして当時生後数カ月の下の子に、ステロイドをべったり塗った手で触れる（手は洗ったとはいえ）のに抵抗があり、ステロイドをやめることにしました。

Q2 ステロイドをやめるにあたって、どのような不安がありましたか？

……リバウンドがどんな状態になるのか予測ができず不安でしたし、悪化して遠方の脱ステ医への受診が難しい状態になってしまった場合、近所の病院等でどのような対応になるのかも不安でした。

③ 刺さない小児はりを取り入れたことで、お子さんとママ自身にどのような変化がありましたか？

……ジュクジュクして服が肌にくっついていることが多かったので、着替えは泣きながらグズグズしながらで、親が手伝うことが多かったのですが、症状が良くなりくっつくことが減ったからか、小児鍼の効果か、ひとりで機嫌良く着替えることができるようになりました。そうなると、私自身時間と気持ちに余裕ができたし、肌を見る時間も減ったので、肌の状態に一喜一憂することも減りました。

④ 気持ちがブレたり不安になったときに、どのように乗り越えましたか？

……最初は、とにかくまずは一年ステロイドなしで様子を見てみよう、という思いだけでした。悪化しても、悪化と改善を繰り返し、良くなっていく経験を何度もしていくことで、子ども自身の治る力を親子で信じることができるようになり、症状の波にあまり動じなくなりました。また、症状が酷いときの我が子と同じような状態の子が、ツルツルになっている写真なども、希望になりました。

Q5 アトピーなどの子どもの悩みがなくなった今、その空白に何を入れましたか？

……以前から興味があった資格試験にチャレンジしました。しかし他にはこれといったものがまだ見つけられていません…早く見つけられるよう頑張ります。

Q6 子どものアトピーで悩んでいた頃と比べて、一日の過ごし方はどのように変わりましたか？

……まず、朝の寝起きが良くなり泣かずに起きる、着替える、という当たり前のことですが、これだけで一日をかなり気持ち良くスタートできるようになりました。そして気持ちに余裕を持って過ごせています。

⑦Q 渦中にいるあとぴっこママにメッセージをお願いします。

……毎日お疲れさまです。私たち親子もまだまだ渦中ですが、年単位で見るときっと肌も心もどんどん強くなっていきます。お子さん自身の治る力・治す力を信じて、寄り添って、いつのまにか症状がなくなる日を目指して、毎日笑顔でおいしいごはんを食べて、寝て、楽しく遊んで過ごせますように。

初診時小学1年生　女児　Y・Kちゃん（写真／71ページ）

Q1 薬（ステロイド）をやめると決めたきっかけや理由は何ですか？

……娘の発疹、痒い場所がどんどんひろがり、この先どうしてあげたらいいのわからなくなり、精神的にしんどかった時期に、ステロイドを使わないでアトピーを治す佐藤美津子先生の存在を知りました。そして先生がいらっしゃる「きらきらぼし」の事を知り、お話を聞きたいと思い、参加した事がきっかけです。先生が指導するアトピーを治すコツは、それまで私がしてきたことと真反対の事でしたので、素直に取り入れてみようと思いました。

Q2 ステロイドをやめるにあたって、どのような不安がありましたか？

……ステロイドにそれほど頼っていたわけではなかったので、やめることに対して不安はありませんでした。逆に、使わなくても治る、肌はきれいになることを教えてもらい安心しました。

③Q 刺さない小児はりを取り入れたことで、お子さんとママ自身にどのような変化がありましたか?

……私がアトピーを治してあげなきゃと思っていたので、あれこれ娘にしてきましたが、それが娘にとってはストレスになっている事がわかっていました。なので、正直頼れる場所ができ、精神的にとても楽になりました。実際娘の肌の痒みが少しずつなくなっていき、肌の状態も、日を重ねるごとにどんどんきれいになっています。毎晩痒くて、なかなか寝付けずにいたのが、スーッと寝れるようにもなりました。

Q4 気持ちがブレたり不安になったときに、どのように乗り越えましたか？

……夫に自分の思いを聞いてもらっていました。

Q5 アトピーなどの子どもの悩みがなくなった今、その空白に何を入れましたか？

……空白――意識したことがありませんでしたが、今振り返ると私の中で娘のアトピーは、先の不安が常にありました。その漠然とした不安が解消され、今は頭をよぎる瞬間もなく、思いっきり3人目の子育てを楽しめています。そして、携帯検索は変わりませんが、内容は娘のアトピーから、自分が日々気になる関心事に変化しました。

Q6 子どものアトピーで悩んでいた頃と比べて、一日の過ごし方はどのように変わりましたか？

……悩んでいたときは、時間があれば携帯でアトピーに関する記事を探し、読んでいました。

娘の掻く音を聞いては肌をずっと見ていました。

酷くなれば「○○したらアトピー酷くなるよ」とアトピーを気にしていない娘に意識させて、娘の気持ちを抑えてしまうこともありました。今はアトピーの検索をすることはなくなりました。肌を掻いていれば見ている自分はいますが、気になって直接肌を見る事はほとんどありません。ときどき、きれいになっていく肌をふたりで確認はしますが、アトピーにこだわらず、娘の気持ちに寄り添えるようになりました。娘のアトピーを治さなきゃと思って検索していた時間や、あれこれしていた時間は、今は私の昼寝時間になっていたり、おやつ作りや家中の整理の時間になってます。

Q7 渦中にいるあとぴっこママにメッセージをお願いします。

……もし子どもさんのアトピーで、精神的にしんどくなっていたら、どうか心の支えを見つけてください。それは簡単なことじゃないのはわかっています。でも行動を起こすことで、新たな気持ちが、出会いがきっと生まれます。私はステロイドを使わず、アトピー治療を頑張っている親御さんが集まる「きらきらぼし」に参加して、気持ちが楽になりました。そこは、専門医のお話が聞け、わからない事を聞ける場所で、同じように不安を抱えながらも頑張っている家族がいます。私は、その場所に出かけたことをきっかけに娘のアトピーへの関わり方が大きく変わりました。今、頑張っているお母さんを、私は応援したいです。

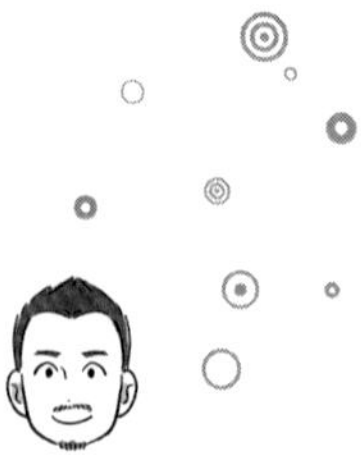

情報いろいろ

あとぴっこ家族会

あとぴっこ家族会に参加されるママの中には、現在ステロイドを使用中でも、別の選択肢を模索しているケースなど、脱ステロイドに対して希望と疑問を持って参加される方も少なくありません。

インターネットやSNSでいつでも手軽に誰かと繋がることのできる世の中ですが、それでも直接会って話をすることで生まれる安心感や親近感には特別なものがあります。あとぴっこ家族会の先輩ママたちと話すと、きっと、あなたの気持ちが楽になります。先輩ママたちも同じ経験をしてきたあとぴっこママだからです。新しい選択肢の情報提供もしてくれます。どんな道を選ぶにせよ、毎日ひとりでアトピーのわが子と孤独に向き合うのは想像以上に大変です。同じ悩みを持つ仲間を見つけることをおすすめします。

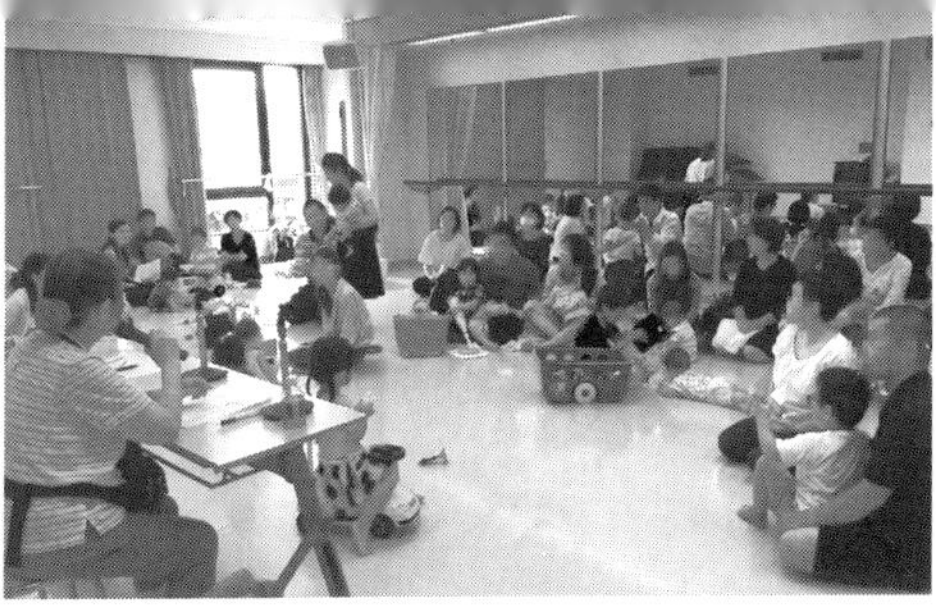

●アトピーばかりに目を向けず、あっという間に過ぎていく可愛い時期の子育てを楽しんでください。ママもお子さんもハッピーな毎日を過ごせますように。

門間優子さん／兵庫きらきらぼし

●この本をきっかけに、あなたの悩みが一歩でも良い方向に前進してくれることを願ってやみません。

後藤和子さん／京都きらきらぼし　https://kirakira-kyoto.com

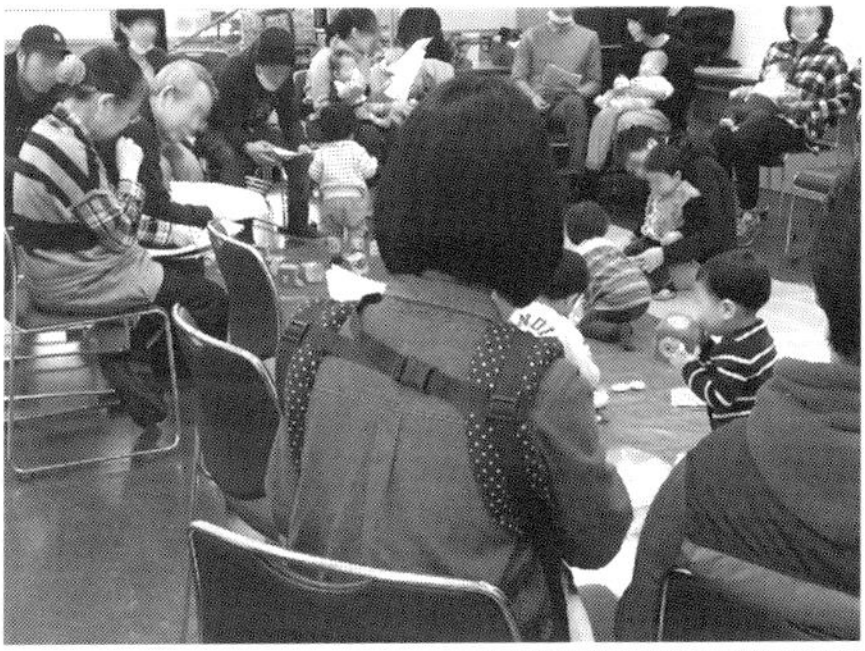

●この本を読んでくださっている皆さんも、ひとりにならず、頑張りすぎず、気を張り過ぎず、吐露できる仲間を見つけられることを願っています。

遠藤円香さん／アトピーっ子育児の会　https://www.atoiku.com

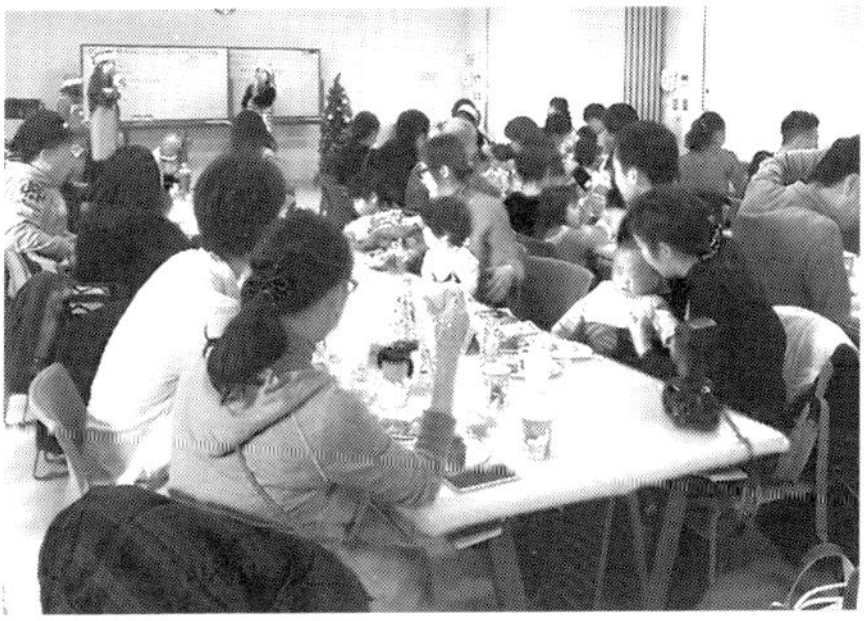

●同じように悩んでいる仲間はたくさんいます。ひとりで悩まずに勇気を出して声を掛けてみてください。

長谷川愛さん／埼玉アトピッ子家族の会 nature
https://blogs.yahoo.co.jp/nature_saitama

小児はり体験会

江戸時代から続く、日本発祥の素晴らしい子どもの施術法ですが、まだ認知度が低いのが現状です。当院は、市町村やママサークル、あとぴっこ家族会と共に、小児はり体験会を催して、小児はりという子育てを楽にする施術方法を知ってもらう活動も行っています。

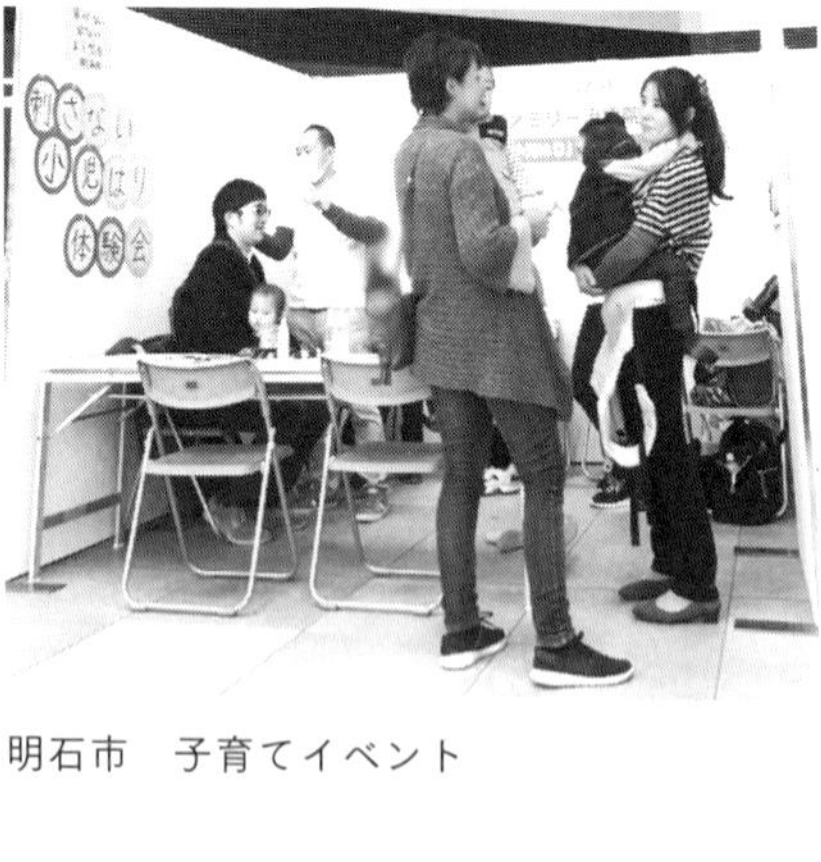

明石市　子育てイベント

寄り添える鍼灸師を増やす活動

『小児はり』は、子どもの自律神経を整えることが得意で、「食べる」「便を出す」

「寝る」「機嫌を良くする」ことを強化できます。子どものアトピーにおいても改善を早め、ママのストレスを軽減する一助になることでしょう。私の小児はりの師匠方々も、全国、全世界で、小児はりの普及活動をされています。

小児はりそのものは受けることのできる鍼灸院は年々増加しています。しかし、あとぴっこママに寄り添えて、アトピー治療中の不安を軽減できる鍼灸師はまだまだ不足しているのが現状です。先にもお伝えしたように、本質的にママは施術もアドバイスも求めていません。あとぴっこママは不安を解消したい、支えてほしい、そんな存在を鍼灸師に求めています。

私は、あとぴっこママの話を聴け、伴走者となれる鍼灸師を増やすために、あとぴっこママとのコミュニケーション勉強会を定期的に関西や関東を中心に行っています。今後も、あとぴっこママが安心して通える鍼灸院が少しでも増えるために、寄り添える鍼灸師を増やす活動を続けていきます。

医師、鍼灸師の皆様に向けて

アトピー性皮膚炎に対する治療法として、標準治療（ステロイド治療）に満足しているママは、それでよいと思います。ただ、ステロイドを使ったが、子どものアトピーが治らない。ステロイドを使ったが、子どものアトピーに変化が見られない。ステロイドを使って、逆に子どものアトピーが悪化した。または、ステロイド離脱症候群のリスクを考えて、初めからステロイドを使いたくない。そんなママたちも少なからずいるように実感しています。

できるなら、そんなママにも選択肢があってよいのではないのかと思うのです。そして、私たち鍼灸師は、ステロイドを使いたくないママの受け皿のひとつとして必要な存在であるともいえます。なぜならステロイドを使いたくないママは孤独になる傾向があるからです。孤独に子どものアトピーに取り組むと、視野が狭くなり子どもを危険に晒してしまうことも懸念されます。まずは、ステロイドを使いたくないママを孤独にしないための場所として、鍼灸院があってもよいのではないかと思います。誰かと繋がり、少し冷静になると、今まで避けてきた病院や医師の必要性に再び気づくこともあるでしょう。

ステロイド（プロトピックも含む）を使わないアトピー治療は、それはそれでリスクがあるものでしょう。そのリスク回避のために、医師も標準治療一択ではなく、別の選択肢も提示できると、ママはリスク回避の役割を病院に求めて前向きに訪れるようにもなるでしょう。標準治療が正しいか間違っているかの議論は置いておいても、標準治療に不安感や不満を持っているママは存在しています。そして、どうしても標準治療に対して抵抗を示した場合、選択肢のないママは自分だけで子どものアトピーを治そうとして病院へ行くのをやめてしまいます。それはとても危険なことです。

そこで、もし標準治療以外の選択肢が当たり前にあると、ママの不安は減り、満足して子どものアトピー治療のために病院へ訪れます。医師も適宜経過を観察し続けることができるようになるでしょう。それはとても安全なことです。

多くのアトピーの子どもたちと関わらせていただく中で、アトピーは本来、子どもが自然に治せるものであると私は実感しています。安全にステロイドを使わない治療が広く認知され、子どものアトピー治療の『選択肢』として当たり前になることで、ママにとっても子どもにとってもアトピーは脅威ではなくなるのかもしれません。

この本では医師や鍼灸師を頼ることが大切だとお伝えしていますが、ママが孤独を選択する理由のひとつに、病院や鍼灸院が提供したいことと、ママが求めていることが食い違っていることが考えられます。病院や鍼灸院は、『治す』ことや、『治す』ためのアドバイスなどに主眼を置きがちです。一方、ママは、表面的には子どもアトピーを治すために病院や鍼灸院を訪れますが、実のところ治療やアドバイスよりも、『話を聴いてほしい』、『不安をわかってほしい』、『多くの情報で混乱している頭を整理したい』、『私のしんどさを労ってほしい』と思っています。私は毎日、多くのママの本音を聴かせていただけたことで、この事実を知りました。

病院や鍼灸院が提供したいことと、ママが求めていることが食い違ったままだと、治療方針に不満が生じやすくなってきます。ましてや、アトピーのような改善に時間のかかる症状だとなおさら不満は大きくなります。不満を抱えたままでの治療は多くの場合、うまくいきません。

これが子どものアトピー治療が、病院でも鍼灸院でも困難に感じられている理由のひとつだと思います。治療をうまく円滑に行うには、病院や鍼灸院側は、ママの求めているものを明確に汲み取る努力が必要です。そして、ママは、病院や鍼灸院に対して本音を伝える勇気が必要です。病院や鍼灸院の提供したいこととママが求めていることが合致することで、病院や鍼灸院が子どものアトピー治療の強力な支援場所としてさらに機能します。

おわりに

「アトピーを治すためにこれをしよう！」と考えるよりも、
「これをしたら私は楽になりそうかな？」と選択の基準を変えてみませんか？

あなたが積極的に自分の負担を減らす工夫や取り組みをすることで、子どもの症状と距離ができ、アトピーの症状に振り回されなくなります。気づけば、いつの間にか、子どもの肌はきれいになっているはずです。

子どもは何かと問題やトラブルを起こしてくれる存在です。その問題やトラブルに対して、距離が近く主観的に取り組むことと、距離を保って客観的に取り組むことと、どちらが問題やトラブルに対してうまく関わることができそうですか？　子どものアトピーと距離を取ることは、子どもとの距離感の大切さも理解できるようになり、今後の子育てにも有効に活かせます。

○タンパク質多めのご飯を食べること
○ウンチをしっかり出すこと
○夜ぐっすり寝ること
○たくさん自由に遊ぶこと
○自分で自由に掻かせること

これら5つの生活習慣は、アトピーがあってもなくても子どもには大切なことです。タンパク質多めのご飯を食べることで、成長発育が促されます。ウンチをしっかり出すことで、不要な老廃物を体に溜めなくなります。夜ぐっすり寝ることで、一日のリズムが整い、成長ホルモンの分泌も促されます。たくさん自由に遊ぶことで、ストレスを発散でき、心身の状態も良好になります。自分で自由に掻かせることは、自分の欲求の処理を自分で行う行為であり、それは子どもの自立に繋がります。

また、あなたが自分と向き合い、自問自答しながら答えを出して、決断して行動したことは今後のあなた自身の人生において大きな自信になるはずです。子どものアトピーという事実と真剣に向き合い、取り組んだことはあなたにとって大きな人生の財産になるのです。

だから、あなたが取り組んできたことを、あなたとお子さんの事だけだと思わずに、バトンとして次の誰かに託して繋いでいってほしいのです。例えば、ステロイドを使うとしても、使わないとしても、医師にあなたの希望する治療法を伝えた状態で病院に通うことは、それだけでもきっと誰かを救うことに繋がります。

あなたが、医師に対してしっかり意思表示をして、医師と円滑なコミュニケーションが取れる関係性を築いていたとしたら、その関係性がベースとなり、後に続くあとぴっこママたちが意思表示をすることや、疑問質問を医師に投げかけやすい環境に変わっているかもしれません。

あなたの取り組んできたことが、これから治療法を選択し実践していくあとぴっこママたちへのバトンとなり繋がるのです。あなたがそれを意識するだけで、誰かに繋がる希望や励ましのバトンになるのです。

最後に、いつも治療院に来てくれるママや子どもたち。医学的フォローをしていただいている、監修の佐藤美津子先生や脱ステロイド医師の先生方。本書作成にあたり、小児はりや鍉鍼についてのご助言をいただいた谷岡賢徳先生、鈴木信先生、岡西裕幸先生。インタビューや写真の掲載を快諾してくれた、あとぴっこやママたち、あとぴっこ家族会の皆様方。この本を世に出してくれた、サンルクスの海野雅子さん、倉田哲也さん、作成に尽力していただいた方々。そして、いつも公私共に支えてくれる妻と息子たち。皆様のおかげで本書は生まれました。感謝の気持ちでいっぱいです。心からありがとうございます。

夕部智廣（ゆうべ ともひろ）

ゆうべファミリー治療院院長　鍼灸師・保育士
米国NLP協会™公認 NLPトレーナー
大師流小児はり上級認定施術者
明石市認定あかし子育て応援企業
施術歴20年　子どもの年間施術数のべ5000人以上
第69回 日本東洋医学会学術総会 症例発表
テーマ『小児アトピー疑いに対する小児はりの効果』
日本小児はり学会主催アトピー性皮膚炎特別講習会 講師
その他、小児アトピー性皮膚炎や小児はりの勉強会や講習会を多数開催。全国区市町村の子育て支援機関などに対して、小児はりを通してのボランティア活動も活発に行う。

ママが楽になるとアトピーが治る

定価：本体 1,600円（税別）

2019年5月13日　初版第1刷発行

著　者　夕部智廣

監　修　佐藤美津子

発行人　海野雅子

発行所　サンルクス株式会社
〒136-0076
東京都江東区南砂 1-20-1-403
電話 03-6326-8946

発　売　サンクチュアリ出版
〒113-0023
東京都文京区向丘 2-14-9
電話 03-5834-2507

印　刷　株式会社シナノ

ISBN978-4-86113-370-1 C0077